Siegfried Borker

Essenreichen in der Pflege
Eine empirische Studie

W0053869

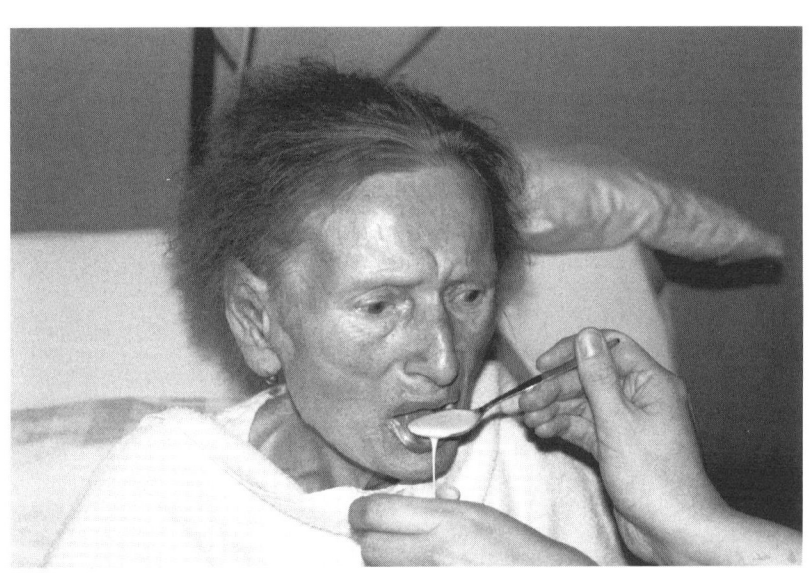

Siegfried Borker

Essenreichen in der Pflege

Eine empirische Studie

**ULLSTEIN
MOSBY**

Siegfried Borker
Krankenpfleger, Diplom Kaufmann (FH) Krankenpflegemanagement

Die Deutsche Bibliothek – CIP-Einheitsaufnahme

Borker, Siegfried:
Essenreichen in der Pflege : eine empirische Studie / Siegfried
Borker. - Berlin ; Wiesbaden : Ullstein Mosby, 1996

ISBN 3-86126-551-6

Die Verfasser haben größte Mühe darauf verwandt, daß die Angaben von Medikamenten, ihre Dosierung und Applikationen dem jeweiligen Wissensstand bei der Fertigstellung des Werkes entsprechen. Da jedoch die Medizin als Wissenschaft ständig im Fluß ist, da menschliche Irrtümer und Druckfehler nie völlig auszuschließen sind, übernimmt der Verlag für derartige Angaben keine Gewähr. Jeder Anwender ist daher dringend aufgefordert, alle Angaben in eigener Verantwortung auf ihre Richtigkeit zu überprüfen.

Die Wiedergabe von Gebrauchsnamen, Handelsnamen oder Warenbezeichnungen in diesem Werk berechtigt auch ohne besondere Kennzeichnung nicht zur Annahme, daß solche Namen im Sinne der Warenzeichen-Warenschutz-Gesetzgebung als frei zu betrachten wären und daher von jedermann benutzt werden dürfen.

Lektorat: Jürgen Georg
Herstellung, Satz: SATZFABRIK 1035, Berlin
Druck und buchbinderische Weiterverarbeitung: Hubert & Co., Göttingen

ISBN 3-86126-551-6

Geleitwort

Niemand bezweifelt ernstlich, daß Essen und Trinken notwendig sind zur Erhaltung unseres Lebens. Wir wissen auch, daß emotionale und soziale Bedürfnisse über die physiologische Existenzsicherung hinaus einen wesentlichen Anteil haben an all den Aktivitäten, die mit der Zubereitung und Darreichung des Essens und Trinkens verbunden sind. Wie, wo, was und wann wir essen oder trinken, ist ein bestimmender Teil unserer Lebensweise, ja, der Kultur mit der wir uns identifizieren. In dem Repertoire unserer alltäglichen Handlungen sind die dazu gehörenden Aktivitäten in einem beträchtlichen Ausmaß gewohnheitsmäßig bedingt.

Veränderungen in unseren Essensgewohnheiten geben oft Anlaß zu Vermutungen, daß es uns in irgendeiner Hinsicht nicht gut geht. Appetitlosigkeit wird als Anzeichen einer physischen oder emotionalen Störung verstanden. Abgesehen von unzähligen Erkrankungen, die eine Störung unserer Essensgewohnheiten mit sich bringen können, ist der Patient im Krankenhaus völlig ungewohnten Routinen und Situationen ausgesetzt, die das Essen und Trinken für ihn problematisch machen können.

In einer ganz besonderen Weise ist der Tagesablauf im Krankenhaus strukturiert durch die Essenszeiten und die damit einhergehenden Kontakte mit den Pflegenden, zu deren primären Aufgaben die Wahrnehmung dieser alltäglichen Lebensaktivität gehört.

Umso erstaunlicher ist es, daß wir kaum etwas wissen über die pflegerischen Erfahrungen und Kompetenzen in einem Handlungsbereich, der für den Patienten zur Grundlage seines Lebens gehört und in seinen Auswirkungen auf den Verlauf der Behandlung nicht unterschätzt werden sollte.

Eine besondere Bedeutung muß diese Fragestellung für Pflegende und Patienten haben, wenn es der direkten Hilfe beim Essenreichen selbst bedarf.

In dieser empirischen Studie, die durch nicht teilnehmende Beobachtung, Interviews mit Pflegenden und Selbstberichten einen Einblick gewährt in eine pflegerische Situation, deren Komplexität und Beanspruchung gemeinhin ernstlich unterschätzt wird (auch von Pflegenden), werden Erkenntnisse deutlich, die uns beunruhigen sollten.

Deutlich wird jedoch die Sensivität der beteiligten Pflegenden, die ihre Besorgnis und Ambivalenz klar und überzeugend artikulieren. Es mangelt ihnen im allgemeinen nicht an Menschlichkeit und gutem Willen und somit sind die Erkenntnisse dieser Studie auch in erster Linie keine persönliche Anklage. Was Bestürzung hervorruft ist die augenscheinliche Unfähigkeit des Systems, praktische Lösungen zu finden.

Trotzdem sollten die Ergebnisse dieser Studie auch auf individueller Ebene zu einem möglichen Wissens- und Kompetenzzuwachs führen können.

Eine besondere Hilfe dazu ist die ausgezeichnete Photodokumentation, die tatsächlich einmalig ist.

In einer qualitativen Studie geht es nicht um statistisch gestützte Verallgemeinerungen. Einwände dieser Art wären bedeutungslos. Qualitative Arbeiten eröffnen Perspektiven und gestatten einen Blick in die Realität, mit der in diesem Fall praktisch alle Pflegenden vertraut sind. Was sie selbst aus ihrer eigenen Erfahrung einordnen, wiedererkennen und neu überdenken können, ist der wesentliche Gewinn.

In der Identifizierung bedeutsamer und miteinander vernetzter Aspekte einer bis jetzt noch theoretisch nur ansatzweise fundierten Disziplin liegt die Voraussetzung für weitere, auch quantitative Studien.

Hervorzuheben ist auch, daß Pflegeforschung nicht ausschließlich im Rahmen großer und langjähriger Projekte stattfinden muß, obgleich diese natürlich dringend gebraucht werden. Auch eine Diplomarbeit wie die, aus der dieses Buch hervorgegangen ist, und die zeitlich sowie finanziell wesentlich begrenzter ist, kann und sollte auch in ihrem Ausmaß den gängigen Kriterien wissenschaftlichen Vorgehens vollauf genügen.

StudentInnen der in den letzten Jahren neu eingerichteten pflegeorientierten Studiengänge haben oft noch eine unmittelbare Beziehung zu und entsprechende Kontakte mit der Praxis der Pflege. Sie sind in einer besonders guten Position, die Fragen der alltäglichen Pflegepraxis aufzugreifen und sie damit im Blick der „großen" Pflegeforschung zu halten. Wenn sie dies in einer so kompetenten, überzeugenden und auch nachdenklichen Weise tun, wie diese Studie ausweist, dann bestä-

tigen sie nicht nur die Notwendigkeit und Berechtigung, die Pflege im
tertiären Bildungssektor zu verankern und zu fördern, sondern sie ver-
mindern auch die berechtigten Sorgen, die viele sich um die Zukunft
der Pflege machen.

Ich wünsche diesem Buch eine weite Verbreitung und eine aktive
Rezeption insbesondere in der Pflegepraxis, doch auch in der Lehre
sowie in der Forschung ist es ein grundlegender Beitrag zur Fundierung pflegerischen Wissens.

Osnabrück   Dr. Ruth Schröck
Im September 1995   Professorin für Krankenpflege
                                   Fachhochschule Osnabrück

Danksagung

Ich bedanke mich herzlich bei Frau Prof. Dr. Ruth Schröck (Professorin für Krankenpflege an der Fachhochschule Osnabrück). Sie stand mir während der Studie zu jeder Zeit mit Rat und Tat geduldig zur Seite. Durch ihre Iniative wurde die Veröffentlichung dieser Studie erst möglich.

Weiterhin bedanke ich mich bei allen Interviewpartnern sowie bei Patienten, Angehörigen und Pflegenden für ihre Unterstützung.

Ferner danke ich der Pflegedienstleitung und den Stationsmitgliedern des Krankenhauses, in dem ich meine Forschung durchführte. Ich wurde mit großer Selbstverständlichkeit unterstützt.

Ein besonderer Dank gilt auch meinen Freunden, die wichtige Anregungen gaben. Nicht zuletzt bedanke ich mich bei Herrn Jürgen Georg (Lektor beim Verlag Ullstein Mosby) für die Veröffentlichung dieser Pflegeforschungsarbeit.

Ich hoffe, daß die Ergebnisse dieser Studie der methodischen Wissensvermehrung in der Pflege dienen werden.

Osnabrück, im September 1995
Siegfried Borker

Inhalt

I Einleitung

Das Essenreichen in der Pflege ist eine täglich anzutreffende
Handlung in Krankenhäusern, mit der Pflegende regelmäßig konfrontiert werden. Es gibt viele Bezeichnungen für den Prozeß des Essenreichens. Den häufig noch benutzten Ausdruck des „Fütterns" werde ich
in dieser Arbeit nicht verwenden. Formulierungen wie etwa „Essen-
angeben", „Esseneingeben" oder „Essenreichen" entsprechen der Situation mehr. Überwiegend verwendete ich den letztgenannten Begriff
in meiner Arbeit. An dieser Stelle möchte ich ein kurzes Zitat einfü-
gen:

> Das Wort 'Füttern' hat im ersten Moment keine negative Bedeutung für
> mich, doch bei genauerer Betrachtung beinhaltet es 'nur', daß man den
> Patienten füttert – also dem Patienten das Essen gibt, damit er etwas im
> Magen hat und satt ist. 'Essenreichen' hingegen sagt doch mehr aus. Es
> sagt aus, daß man dem Patienten zwar auch das Essen gibt, damit er satt
> ist, aber auch eventuell Ressourcen erkennt und diese fördert. Dazu
> kommt noch, daß das Essen ein wenig nett hergerichtet wird. Das Auge
> ißt ja auch mit (Selbstbericht 2).

Obwohl das Essenreichen eine rein pflegerische Tätigkeit ist, wird es in
der deutschsprachigen Literatur für Pflegeberufe in einem kaum erwähnenswerten Umfang behandelt. Auch das Curriculum der Krankenpflegeausbildung sieht keine intensive Auseinandersetzung mit dieser Thematik vor. Besonders vernachlässigt werden in der Literatur die Gewissenskonflikte sowie die Gefühle der Pflegenden beim Essenreichen und
die rationale Verarbeitung dieser Gefühle. Durch Wissensdefizite und
fehlende Zeit für den Patienten kommt es für den Pflegenden[1] und den
Patienten häufig zu einem „Dilemma beim Essenreichen". Die hier vor-
liegende Forschungsarbeit ist in fünf Teile untergliedert und befaßt sich

---

[1] Der Einfachheit halber verwende ich jeweils nur die männliche Form des jeweiligen Nomens.

mit dem Thema Essenreichen in der Pflege. Sie soll als Beitrag zur methodischen Wissensvermehrung für die Pflegepraxis dienen.

Der erste Teil gibt einen Überblick über allgemeine Aspekte des
Essenreichens, des Essens und Trinkens sowie eine kurze Beschreibung zum Forschungsplan dieser Studie.

Im zweiten Teil dieser qualitativen Forschung sind die Untersuchungsmethoden und die Methode der Datenanalyse dargestellt. Gewählt wurden für diese Studie sowohl die Befragung mit explorativen
Interviews und Selbstberichten, als auch die Beobachtung mit Fotodokumentationen und nicht teilnehmenden Beobachtungen. Es war leider
nicht möglich, alle Aspekte des Essenreichens aus meinen Beobachtungen aufzunehmen. Um dem Leser diese Aspekte aber nicht vorzu-
enthalten, habe ich drei Beobachtungsberichte dieser Arbeit beigefügt
(Anhang 1, 2 und 3). Ein weiterer Beobachtungsbericht wird auf
Grund seines speziellen Inhaltes (die Verweigerung der Nahrungsaufnahme) aufgeführt (Anhang 4). Zu den Fotodokumentationen ist anzumerken, daß die von mir gemachten Fotografien[2] während der Beobachtungen dem Leser eine bessere Vorstellung der jeweiligen beschriebenen Situation ermöglichen sollen.

Die Ergebnisse der Hauptuntersuchung sind im dritten Teil dargestellt und bilden den größten Anteil dieser vorliegenden Arbeit. Der
aktionale, emotional/affektive und der kognitive 'Bereich' (AEK-Be-
reich) der Pflegenden zum Thema Essenreichen, der in der einschlägigen Literatur so gut wie gar nicht behandelt wird, stellen einen
Schwerpunkt dieser empirischen Forschung dar. Besonders verdeutlicht wird dieses in den Gliederungspunkten: das Essenreichen beim
Sterbenden; die Verweigerung der Nahrungsaufnahme; die Aggressionen und die Gewalt beim Essenreichen; die Schuldgefühle der Pflegenden; das Empfinden des Ekels sowie die Freude und der Erfolg
beim Essenreichen. Ein separates Literaturkapitel zu diesen gerade genannten Themen ist in dieser Arbeit nicht vorgesehen, da es sich an-
bietet, die wenige hierzu vorhandene Literatur in Verbindung mit den
Ergebnissen dieser Studie darzustellen. Die Studien, die zum Thema
Essenreichen gemacht wurden, kommen überwiegend aus Schweden.
Hier sind besonders die Autoren Åkerlund, Asplund, Athlin, Axelsson,
Bäckström und Norberg der University of Umeå in Schweden zu nennen. Seit zirka 1984 führte die University of Umeå in relativ regelmä-

---

[2] Für alle von mir erstellten Fotografien wurde vorher die Erlaubnis der betroffenen Personen einge-
holt.

ßigen Abständen Studien zum Thema Essenreichen durch. Auf die Übersetzung einiger englischsprachiger Darstellungen habe ich bewußt verzichtet, um den wissenschaftlichen Gehalt durch eine Übersetzung nicht nachteilig zu verändern.

Drei Studien werden im vierten Teil dieser Arbeit als Anregung für die Pflegepraxis kurz vorgestellt. Zu nennen ist hier eine Arbeit von Deutekom aus den Niederlanden, in der eine Gefährdungsskala bei Ernährungsproblemen, die sogenannte Vier-Punkte-Skala, angeführt wird. Zwei Studien aus Schweden, in denen die Gespräche und Verhaltensweisen von fünf hospitalisierten Alzheimer-Patienten während der Mahlzeiten sowie das Saugverhalten zweier Patientinnen im Endstadium der Alzheimerschen Demenz erforscht wurden, beenden diesen Teil.

Der fünfte Teil befaßt sich mit den ethischen Gesichtspunkten des Essenreichens und schließt diese Studie mit einem Fazit und einem Ausblick ab.

1 Allgemeine Aspekte des Essens und Trinkens

Das Essen und Trinken ist eine grundlegende Lebensaktivität. Ohne sie ist ein menschliches Leben nicht möglich. Für die meisten Menschen stellen Essen und Trinken eine angenehme Tätigkeit dar und spielen eine wichtige Rolle im täglichen Leben. Bevor die Nahrung überhaupt gegessen werden kann, muß sie besorgt und zubereitet werden. Die Millionen von Zellen eines menschlichen Körpers benötigen für ihr Wachstum sowie für ihre Entwicklung und konstante Tätigkeit eine Energiequelle (Roper et al. 1993, 302–309).

Die zur Aufrechterhaltung des Organismus benötigten Nähr-, Wirk- und Energiestoffe werden normalerweise durch den Mund aufgenommen, durch die Zähne zerkleinert und im Bereich von Magen und Darm verdaut und resorbiert, wobei die vom Körper aufgenommenen Stoffe einen bestimmten Nährwert haben und der Ernährung dienen. Ein intaktes Eßwerkzeug, ein funktionsfähiges Verdauungssystem sowie eine zweckmäßige Nahrungszusammensetzung sind Voraussetzungen für die Nahrungsaufnahme und Nahrungsverwertung.

Essen und Trinken werden durch verschiedene Faktoren beeinflußt, wie zum Beispiel. durch physiologisch-biologische, soziokulturelle Faktoren, seelisch-geistige und Umgebungsfaktoren (Juchli 1994, 231).

Durch die Befriedigung der biologischen Grundbedürfnisse Essen und Trinken gewinnt der Körper Energie und ersetzt verbrauchte Körpersubstanzen und Wirkstoffe durch Aufbaustoffe. Krankheiten werden durch einen positiven Ernährungszustand schneller überwunden, Wundheilungszeiten und Rekonvaleszenzzeiten verkürzt und Krankheitserreger abgewehrt (Brunen und Herold et al. 1995, 224).

Die Ernährungsweisen der Menschen werden durch soziokulturelle Faktoren wie vorhandene Nahrungsmittel, regionale Gewohnheiten, Schichtzugehörigkeiten unter anderem geprägt. Für Pflegende ist es beispielsweise wichtig zu wissen, daß Angehörige bestimmter Glaubensrichtungen wie zum Beispiel Muslime im Fastenmonat Ramadan tagsüber nicht essen. Außerdem sind den Muslimen und den Juden Schweinefleisch, Schweinefett, Alkohol sowie Fleisch von erschlagenen, erwürgten oder erstickten Tieren, Rauschgifte und Blut verboten (Brunen und Herold et al. 1995, 232).

Das Essen wird in manchen Kulturen in einem speziell dafür vorgesehenen Raum eingenommen; es kann sogar gesellschaftlich akzeptiert sein, das Essen in einem Zelt oder an einem Lagerfeuer einzunehmen. Aber nicht nur die Umgebung, sondern auch die Eßformen können dabei beträchtlich variieren. In einigen Kulturen ist es üblich, eine gemeinsame Schüssel zu benutzen, andere essen mit den Fingern, andere wiederum mit Messer und Gabel; manche sitzen mit gekreuzten Beinen auf dem Boden und wieder andere benutzen Stühle. Innerhalb der Familie spielt das Essen eine wichtige kulturelle Rolle. Das Kind kann sich mit den Formen des Auftischens und mit dem entsprechenden Geschirr und Besteck für unterschiedliche Speisen vertraut machen. Als soziales Ereignis wird das Essen in fast allen Gesellschaften betrachtet und hat eine große Bedeutung für die zwischenmenschlichen Beziehungen (Roper et al. 1993, 304–315).

Das Eßverhalten des Menschen kann durch die psychische Verfassung wie zum Beispiel Angst, Streß, Aufregung und Einsamkeit nachhaltig beeinflußt werden. Einen positiven und appetitanregenden Aspekt können dagegen der festlich gedeckte Tisch und das geschmackvolle Herrichten der Speisen darstellen (Brunen und Herold et al. 1995, 224–231).

Roper et al. (1993, 322) empfehlen, daß der Patient im Krankenhaus seine individuellen Lebensgewohnheiten möglichst beibehalten soll, soweit sie für die Gesundheit nicht schädlich sind. Die Pflegenden sollten auf folgende Fragen eine Antwort erhalten:

Wie oft ißt und trinkt er? Was ißt und trinkt er normalerweise? Wann ißt und trinkt er? Durch welche Faktoren wird die LA (Lebensaktivität, der

Verf.) Essen und Trinken beeinflußt? Hat er schon seit langem Schwierigkeiten mit dem Essen und Trinken, wie wird er mit ihnen fertig? Welche Probleme sind im Zusammenhang mit Essen und Trinken vorhanden? Entstehen vielleicht im Moment neue Probleme?

1.1 Allgemeine Aspekte des Essenreichens

Juchli (1994, 232) bezeichnet das Essen als eine höchst intime Angelegenheit. Die Kost für den Kranken ist nicht nur eine einfache Schonkost, sondern eine individuelle Krankenkost für den Patienten. Körperbehinderte und schwerkranke Patienten sind oft nicht in der Lage, selbständig zu essen; ihnen muß die Nahrung eingegeben werden. „Beim Essen eingeben ist auf die Würde des Menschen zu achten (252)."

Bei Kranken, die nicht selbständig essen können, so schreiben Dittrich und Weinreich (1987, 1026), „muß die Nahrung eingegeben werden. Die Pflegekraft sollte in diesem Fall mit viel Takt vorgehen, sich während des Fütterns setzen ..., um den Patienten nicht das Gefühl zu geben sie sei in Eile."

Juchli (1979, 142) beschreibt in ihrer dritten überarbeiteten Auflage die Voraussetzungen und das Vorgehen beim Essenreichen wie folgt: „Essen eingeben setzt viel Einfühlungsvermögen, Verständnis und Beobachtungsfähigkeit voraus. Die Schwester überlege daher gut, an wen sie die Arbeit delegiert." Sie schreibt weiter: „der Kranke soll spüren, daß man ihm das Essen gerne eingibt und daß man sich dazu auch Zeit nimmt; er neigt sonst dazu, das Essen nur herunterzuschlingen, um es rasch hinter sich zu haben, oder er ißt weniger als er braucht und wünscht. ... Der Kranke wird ermuntert, so rasch wie möglich seine Selbständigkeit wieder zu erlangen."

In Juchlis siebten Auflage wird folgende Aussage zum Essenreichen gegeben: „es gibt dafür kein Rezept, jede Situation ist unterschiedlich, und jeder Patient ist in einer anderen Lage bezüglich Abhängigkeit, noch vorhandener Selbstanteile, Motivation und Möglichkeiten. Grundsätzlich gilt: Soviel wie möglich selber machen lassen (Juchli 1994, 253)."

Aus vielen Gründen kann ein Patient beim Essen und Trinken auf fremde Hilfe angewiesen sein; so betonen Roper et al. (1993, 338), daß diese Hilfe „rücksichtsvoll und mit viel Geschick" geleistet werden soll, um dem Patienten in seiner Lebensaktivität unnötige Sorgen über seinen Mangel an Unabhängigkeit zu ersparen. Bei blinden Pa-

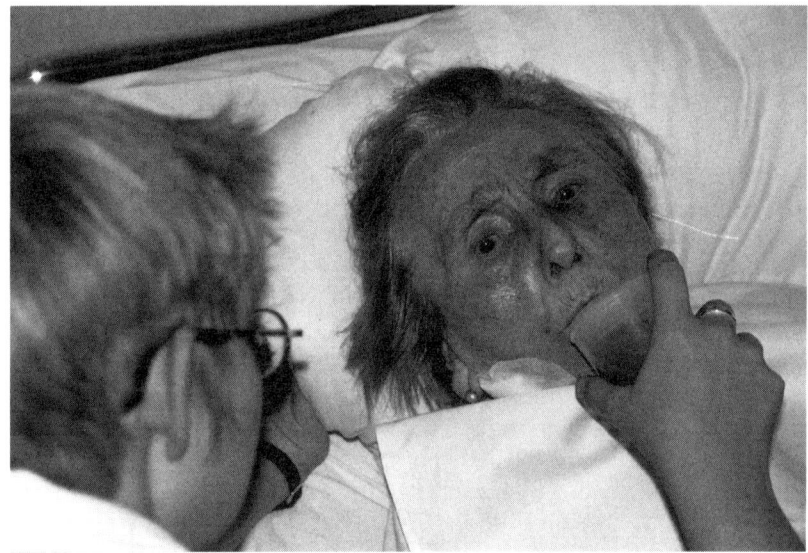

Abb. 1:   Essenreichen bei einer blinden Patientin (Borker 1994).

tienten (Abb. 1) soll die Unabhängigkeit beim Essen so weit wie möglich bewahrt werden, doch wo nötig, hat der Pflegende Hilfe zu leisten
(341). Die Mahlzeit soll dem blinden Patienten beschrieben werden
(Dittrich und Weinreich 1987, 10–26).

Brunen und Herold et al. (1995, 237–238) weisen darauf hin, daß
das Essenreichen besonders viel Sensibilität, Einfühlsamkeit und Verzicht auf eigene Vorstellungen für den Pflegeabhängigen erfordert. Die
Würde des Schwerkranken kann bewahrt werden, indem ihm das Essen und Trinken einfühlsam in den Mund gegeben wird. Wenn das
Darreichen des Essens in den Mund, der Einsatz von Hilfsmitteln und
das Führen der Hand durch den Pflegenden nicht mehr reicht, stellt
dies einen weiteren Schritt zu einer größeren Abhängigkeit für den Patienten dar. Besonders schlimm wäre nach Ansicht von Brunen und
Herold, wenn „Zeitmangel oder persönliche Gründe der Pflegenden
schwache Menschen in diese extreme Abhängigkeit brächten (237)."

Das Essen, welches ein komplexer Vorgang ist, stellen nach Sand-
mann et al. (1994, 291) große Ansprüche an den einzelnen. Er muß die
Situation erfassen und motiviert sein, um die nötigen Handlungen aus-
zuführen. Oftmals haben Patienten in fortgeschrittenem Stadium von

Demenz Eßprobleme. Athlin et al. (1993 b, 120) berichteten, „daß das Esseneingeben bei schwer dementen Patientinnen[3] bei Pflegenden ethische Dilemmas und Angst auslösen kann". Die Probleme des Essenreichens bei schwer dementen Patienten nahmen jedoch ab, wenn das Essen regelmäßig von denselben Pflegenden eingegeben wurde.

Geduldige Hilfestellungen beim Essen und ein fundierter Ernährungsplan genügen nach Fulmer und Walker (1994, 111), um eine Verbesserung der Ernährungssituation alter Menschen zu erreichen. „Dies setzt jedoch voraus, daß sich eine Pflegekraft oder Pflegehilfskraft die nötige Zeit nehmen kann, was im Stationsalltag nicht immer möglich ist. Manche Patientinnen und Patienten sind in der glücklichen Lage, Angehörige zu haben, die bereit sind, zu den Mahlzeiten ins Krankenhaus zu kommen und ihnen beim Essen und Trinken zu helfen."

Nach Deutekom (1989, 800) kann eine verminderte Infektabwehr durch einen schlechten Ernährungszustand begründet sein, die zur Verzögerung im Heilungsprozeß und zur Abnahme des Wohlbefindens des Patienten führen. Daraus folgert Deutekom, daß „das Essenreichen und/oder Aufrechterhalten eines guten Ernährungszustandes des Patienten" ein wichtiges Ziel für die Krankenpflege ist.

Bäckström et al. (1993, 42) beschreiben in ihrer Studie 'Esseneingeben bei schwer dementen Patienten', daß Langzeitpatienten oft zu wenig Essen erhalten, was zu Defiziten in der Energie führen kann.

Die Interaktionen zwischen dem Parkinson-Patienten und seiner Pflegeperson während des Esseneingebens untersuchten Norberg und Athlin (1994, 211–218) in einer schwedischen Studie. Das Esseneingeben wird in diesem Zusammenhang wie folgt erläutert: „beim Esseneingeben schätzt die Pflegeperson ab, was für Speisen der Patient benötigt und wünscht, wann er zu essen bereit ist und wie das Essen dargereicht werden sollte, um für den Patienten annehmbar zu sein. Sodann reicht sie dem Patienten das Essen, und der Patient empfängt es (213)."

Zum Prozeß des Essenreichens machen die oben genannten Autoren überwiegend Aussagen über das, was Pflegende tun sollen. Zum Beispiel soll die Würde des Menschen geachtet und das Essen einfühlsam eingegeben werden. Außerdem sollen die Wünsche der Patienten Beachtung finden. Aus welchen Gründen können solche Forderungen an Pflegende gestellt werden? Sind diese Forderungen an einer pflege-

---

[3] Diese Autoren wählten die weibliche Anredeform. Selbstverständlich war damit auch die männliche Form gemeint.

rischen Handlung ausgerichtet? Ist jedem, der sich mit 'Pflege' befaßt, bewußt, unter welchen Schuldvorwürfen und Ängsten Pflegende leiden können, wenn sie sich betroffen fühlen?

Als Beispiel kann hier die Situation eines Schlaganfall-Patienten, der sich beim Essenreichen regelmäßig verschluckt und schließlich an einer Aspirationspneumonie verstirbt, dienen. Hier stellt sich die Frage, ob nach pflegerischem Wissen falsch gehandelt wurde, oder ob dieses nicht ausreichend vorhanden war. Weiterhin taucht die Frage auf, welche Rolle gesellschaftliche Werte und Normen in diesem Zusammenhang spielen. Die einschlägige Literatur bespricht diese und ähnliche Problematiken in einem kaum erwähnenswerten Umfang. Um sich der Thematik zu nähern, bedarf es im ersten Schritt einer Betrachtung des jetzigen pflegerischen Wissensstandes über die Ursachen von Eßstörungen.

1.2 Ursachen für Eßstörungen

Die Ursachen von Eßstörungen können viele Hintergründe haben. Im Krankenhaus scheint es, daß die Diagnosen von Essensproblemen ein allgemein vernachlässigtes Gebiet sind (Norberg et al. 1993, 45).

Eßstörungen sind im sozialen, körperlichen, psychologischen und kulturellen Bereich sowie im Bereich der Umgebung zu finden. Axelsson et al. (1986, 553) entwickelten ein Modell für ihre Studie 'Relearning to eat late after a stroke by systematic nursing intervention', das ein ganzheitliches Verständnis der Situation des Essens vor und während einer Erkrankung ermöglicht. Dabei spielen die eigenen Erfahrungen und die gegenwärtige Umgebung des Patienten eine wesentliche Rolle. Besonders bei Schlaganfall-Patienten können von heute auf morgen Defizite entstehen, die beispielsweise Essenreichen erforderlich machen. Es erscheint durchaus sinnvoll, das Modell von Axelsson et al. (Abb. 2) nicht nur auf den Schlaganfall-Patienten zu beziehen, sondern generell auf alle Patienten, die unter Eßstörungen leiden.

Einige konkrete Ursachen von Eßstörungen, die im Zusammenhang mit dem Essenreichen stehen, werden an dieser Stelle vorgestellt. So schreiben Roper et al. (1993, 331), daß Krankheiten oft eine Veränderung der Eßgewohnheiten bewirken können. Diese Veränderungen sind in der Regel nur vorübergehend, jedoch müssen sich einige Patienten für den Rest ihres Lebens auf einen Wandel des Eß- und Trinkverhaltens einstellen. Der Apoplektische Insult, das Parkinsonsche Syndrom und die Alzheimersche Krankheit sind häufig Ursachen für

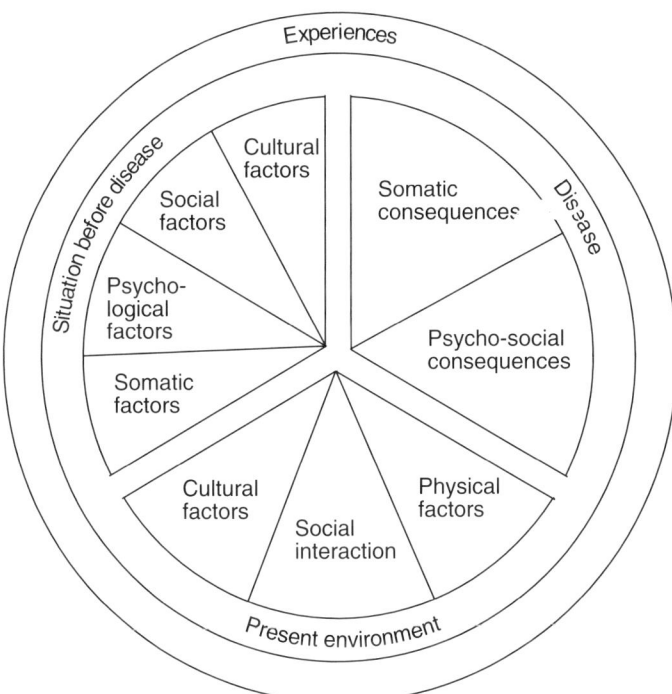

Abb. 2: Eating during disease (Axelsson et al. 1986, 553).

dauerhafte und schwerwiegende Essensprobleme.[4] Störungen des Essens können auch durch Veränderungen der Mundstrukturen hervorgerufen werden. Als Beispiele sind hier zu nennen: Entzündungen der Mundschleimhaut (Stomatitis), Verletzungen der Zunge, eine schlecht angepaßte Zahnprothese oder die scharfe Kante eines beschädigten Zahnes (Roper 1993, 345).

Sowohl schadhafte Zähne und Zahnprothesen als auch eine lädierte Mundschleimhaut erschweren dem Kranken das Essen und Trinken. Ebenso beeinträchtigen auch krankhafte Prozesse im Magen-

---

[4] Vergleiche hierzu die Studien von Axelsson et al. 1986 (relearning to eat late after a stroke by systematic nursing invention), Norberg und Athlin 1987 (The interaction between the Parkinsonian patient and his cargiver during feeding: a thoretical model) und Asplund et al. 1991 (The Sukking Behaviour of two Patients in the final Stage of Dementia of the Alzheimer Type).

Darm-Trakt oder Verlegungen der Verdauungswege, wie zum Beispiel
durch Tumore, das Eßverhalten. Auch Schluck- und Kaubeschwerden
sind denkbare gravierende Störungen. Symptome wie Erbrechen,
Schmerzen, Durchfall und Appetitlosigkeit haben Einfluß auf die Nahrungsaufnahme und können dem Kranken die Lust am Essen verder-
ben. Dabei hat die psychische Verfassung (zum Beispiel Streß, Einsamkeit, Ängste) wesentlichen Einfluß auf das Eßverhalten und den
Appetit des Kranken. Der Schluckvorgang verändert sich im Alter
kaum, allerdings ist bei über 80jährigen Menschen eine Reduktion der
Peristaltik des Schlund-Rachenbereichs und ein leicht verzögertes Eintreten des Schluckreflexes festzustellen (Brunen und Herold et al.
1995, 231–232).

Der Schluckvorgang verläuft in vier Phasen, wobei die erste Phase
die Vorbereitungs- oder auch Kauphase ist. Während des Kauens wird
die Nahrung mit Speichel durchmischt und in 'Schluckform' gebracht.
Eine wellenförmige Bewegung der Zunge befördert den Speisebrei in
der zweiten Phase in den hinteren Rachenraum. Bis hierher kann der
Schluckvorgang willentlich beeinflußt werden. In der dritten Phase
wird der Schluckreflex ausgelöst, wobei in diesem Moment die At-
mung kurz unterbrochen wird. Um die Atemwege vor Aspiration zu
schützen, trennt sich der Mundraum vom Rachenraum, indem sich der
Kehlkopf anhebt. Bei gleichzeitigem Absenken des Kehldeckels verschließen sich die Stimmlippen. Der Speisebrei kann so gefahrlos und
ohne Probleme in die Speiseröhre eintreten. Durch das Zusammenzie-
hen der Speiseröhrenmuskulatur wird er in der vierten Phase in den
Magen befördert. In allen vier Phasen des Schluckvorganges können
Störungen unter anderem durch Ösophagitis, Spasmen, Divertikel,
gut- oder bösartige Tumore und Lähmungen der Kau- und Schluck-
muskulatur auftreten, wodurch für die Betroffenen das Essen und Trinken zum großen Problem wird. Als psychogene Eßstörungen sind die
extreme Magersucht oder auch Kachexie (Abb. 3) durch Fasten beziehungsweise mittels Abmagerungsdiät anzuführen. Organische Ursachen sind nicht anzutreffen, denn es handelt sich um eine Störung der
Nahrungsaufnahme (Dysorexie) oder des Körpergewichts (Dysponde-
rosis) (Juchli 1994, 236–253).

Je älter der Mensch wird, um so größer ist die Gefahr einer potentiellen körperlichen oder psychischen Abhängigkeit von anderen Personen. Diese Abhängigkeit kann einen nachhaltigen Einfluß auf das
Eßverhalten und den Appetit des alten Menschen nach sich ziehen, so
daß er die Lust am Essen verliert (Juchli 1994, 308, Brunen und He-

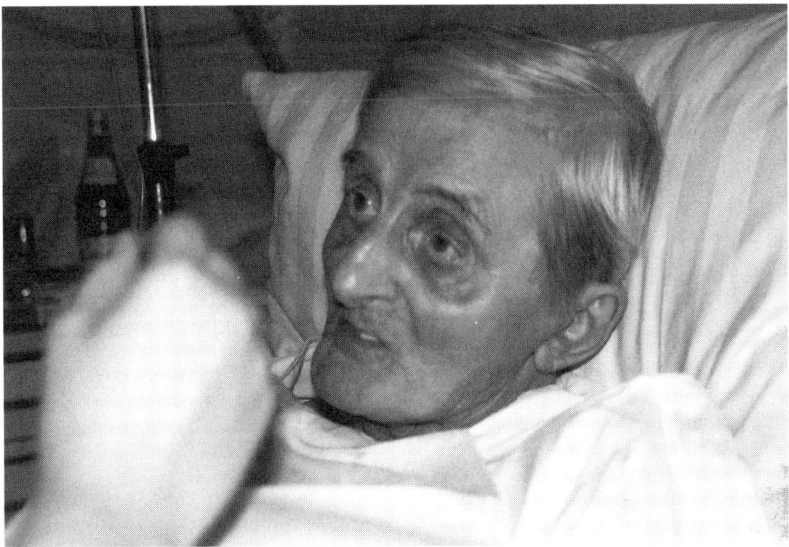

Abb. 3: Patient mit hochgradiger Kachexie (Borker 1994).

rold et al. 1995, 231). Es zeigt sich bei Betrachtung der vielen Eßstörungen, wie umfangreich die Probleme des Essenreichens sein können.

1.3 Probleme des Essenreichens

Die Vielschichtigkeit der Probleme des Essenreichens verdeutlicht ein Modell von Axelsson et al. (1984, 96), welches sie in ihrer Studie 'Eating after a stroke – towards an integrated view' entwickelten. Dieses Modell soll versuchsweise die wichtigsten Faktoren darstellen, die Essensprobleme bei Schlaganfall-Patienten nach sich ziehen können. Es erscheint durchaus sinnvoll, dieses Modell (Abb. 4) zu verallgemeinern und einen Bezug zu Patienten mit anderen Erkrankungen herzustellen, die ebenfalls Probleme beim Essen haben.

Das Modell veranschaulicht sehr deutlich, welche ursächlichen Faktoren für Essensprobleme in Frage kommen. Denkbar ist das vereinzelte oder das zeitgleiche Auftreten dieser Faktoren. Beispielsweise kann ein Patient mit einer Fazialislähmung gleichzeitig einen reduzierten Ernährungsstatus haben und aus religiösen Gründen kein Schwei-

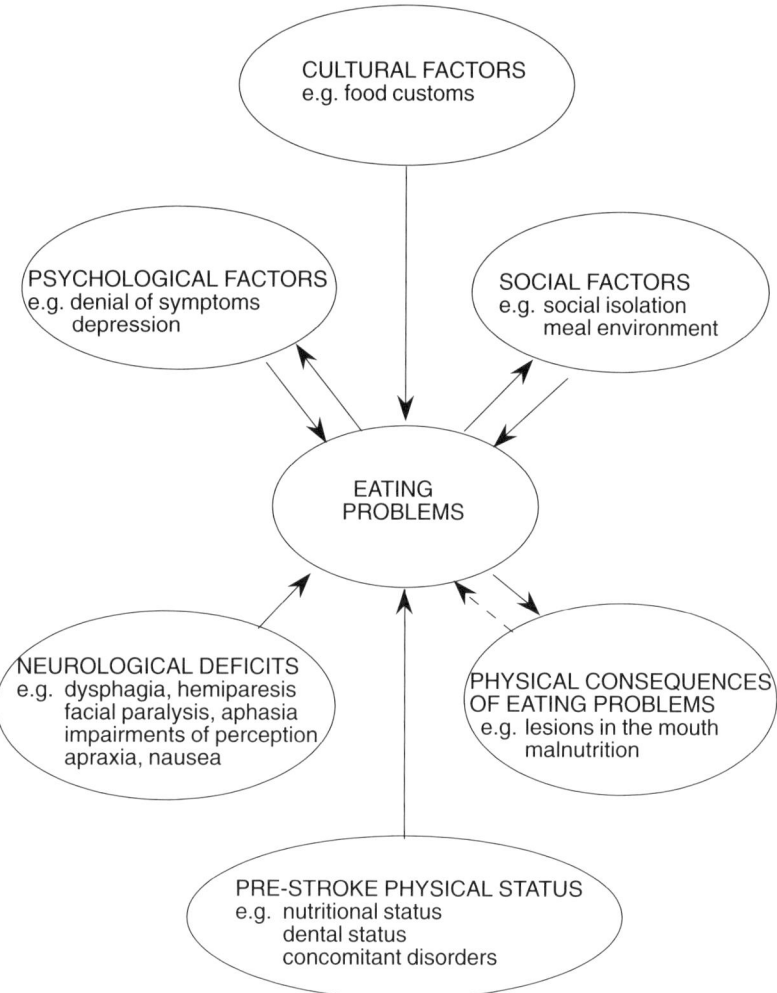

Abb. 4: Tentative model of some important factors involved in eating pro-
blems of stroke patients (Axelsson et al. 1984, 96).

nefleisch essen dürfen. Daraus können Probleme beim Essenreichen
auftreten, wie zum Beispiel im Bereich der Kommunikation, bei der
Wahl des Essens aus religiösen Gesichtspunkten oder in der quantitati-
ven Ernährung hinsichtlich des reduzierten Ernährungsstatus.

Aus der Literatur sollen beispielhaft Probleme des Essenreichens kurz dargestellt werden, jedoch werde ich im Gliederungspunkt III noch einmal vertieft, unter der besonderen Berücksichtigung der Ergebnisse aus meinen Befragungen und Beobachtungen, auf die Probleme des Essenreichens eingehen.

Es gibt zahlreiche Rückbildungsprozesse im Alter, die die Fähigkeit, sich adäquat zu ernähren, nachhaltig beeinträchtigen können. Ich möchte einige Rückbildungsprozesse aufzeigen, die einen Einfluß auf die Vorgänge der Nahrungsaufnahme haben und somit eine Rolle bei der Entscheidung für die pflegerische Handlungen spielen. Die im Alter herabgesetzte Kaufähigkeit ist im wesentlichen durch Gebißschäden und Prothesen bedingt. Ebenso müssen Träger von Zahnprothesen Einbußen in der Geschmacksempfindlichkeit hinnehmen, wobei Vollprothesenträger stärker betroffen sind als diejenigen mit Halbprothesen (Corr und Corr 1992, 116).

Geäußerte Klagen wie, das Brot oder das Fleisch sei zu hart, oder die Speisen seien zu schlecht gewürzt, legen die Überlegung nahe, daß altersbedingte Veränderungen des Geschmackssinnes sowie gebißbedingte Einschränkungen Empfindlichkeiten und Probleme beim Essen hervorrufen (Knobling 1985, 152).

Die Geschmacksempfindlichkeit spielt eine wichtige Rolle in der Nahrungsaufnahme. Es wird angenommen, daß bei älteren Menschen der Ernährungsstatus durch Reduktion des Geschmacksempfindens verschlechtert ist (Biener 1990, 30).

Untersuchungen ergaben, daß sich bei einem Lebensalter von 75 Jahren die Geschmacksknospen um 65% reduziert haben. Die Geschwindigkeit der Nervenübermittlung bei 75jährigen reduziert sich um 10%. Dieses kann bei der Nahrungsaufnahme zu Bewegungsunsicherheiten führen (Corr und Corr 1982, 61–63).

Körperliche Schwächen durch Arthritis und dadurch verursachte Funktionseinschränkungen der Gelenke erschweren die Nahrungsaufnahme. Die erforderlichen Bewegungen, wie zum Beispiel die Kaubewegungen oder das Führen der Hand zum Munde, können durch eingeschränkte Mobilität und Schmerzen häufig nicht mehr ohne Störungen durchgeführt werden.

Verlangsamungen und Händezittern erschweren den Parkinson-Patienten die Nahrungsaufnahme. Bedingt durch Koordinierungsschwierigkeiten haben sie beispielsweise Probleme, das Essen zum Mund zu führen. Häufig sind sie auch von neuromuskulären Störungen der Mund- und Halsmuskulatur betroffen, so daß sie nicht in der Lage sind, ihre Lippen zu schließen (Corr und Corr 1992, 126).

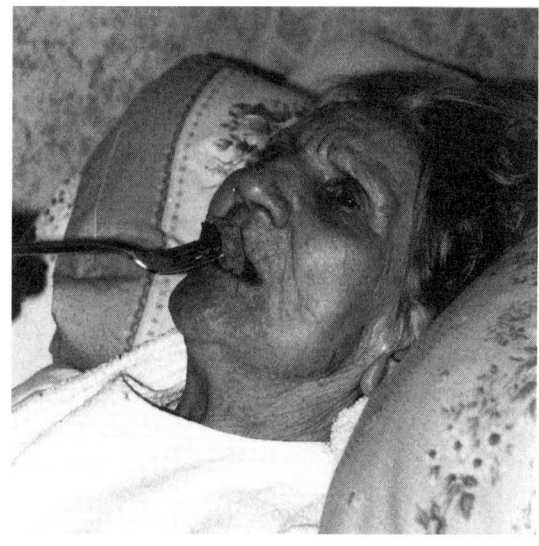

Abb. 5: Heimbewohnerin mit schwerer Demenz bei Alzheimerscher Krankheit (Borker 1993).

Bei der Alzheimerschen Krankheit im mittleren Stadium vergessen die Betroffenen nicht selten, Mahlzeiten einzunehmen, so daß hier
das Risiko der Mangelernährung besteht. In späteren Stadien sind sie
meist nicht in der Lage, selbständig zu essen (Abb. 5). Unter Umständen verweigern sie die Nahrungsaufnahme (Athlin et al. 1993 b, 120–
128) (die Verweigerung der Nahrungsaufnahme wird ausführlich im
Gliederungspunkt 6.4 behandelt).

Sandman et al. (1994, 296) beobachteten Patienten mit Apraxie
und Aphasie[5]. Sie beschrieben die Probleme einiger Patienten bei der
Bewältigung des Eßvorgangs. So äußerte sich ein Patient besorgt über
die Kosten für das Essen. Er fragte jeweils die anderen Patienten, bei
wem er bezahlen solle. Ein weiterer Patient mit schwerer Demenz
zeigte beträchtliche Probleme. Er versuchte, aus einem leeren Glas zu
trinken und von einem leeren Teller zu essen. Der Patient versuchte
sogar, in einen Teller zu beißen.

---

[5] Die **Apraxie** ist eine Beeinträchtigung der Ausführung sinnvoller Handlungen. Die **Aphasie** ist
eine Störung der Sprache bei erhaltener Funktion der zum Sprechen benötigten Muskulatur
(Pschyrembel Klinisches Wörterbuch: de Gruyter, 255. Auflage, 1986).

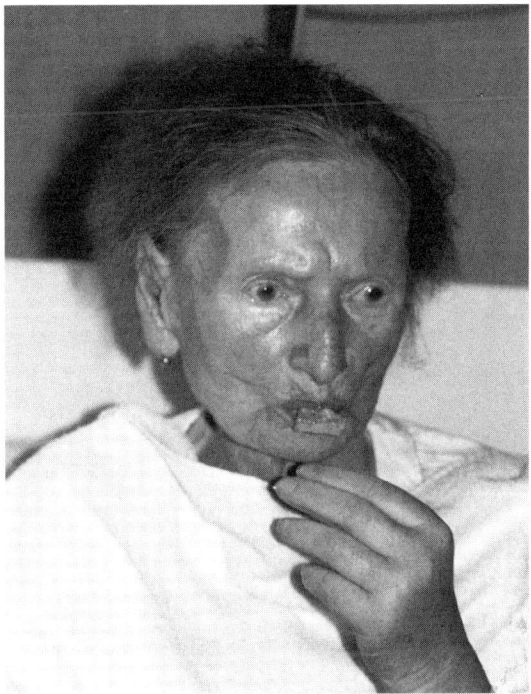

Abb. 6: Patientin, die das Essen mit den Lippen erfaßt (Borker 1994).

Carr und Hawthorn (1988, 447) unterteilten in ihrer Studie 'Lip function and eating after a stroke' die Essensprobleme bezüglich der Lippenfunktion von Schlaganfall-Patienten in zwei Gruppen. Erstens: das Essen wird während des Essenreichens von den Lippen erfaßt. Zweitens: das Essen entweicht während des Essenreichens aus dem Mund. Diese Probleme ergeben sich häufig für den Essenanreicher auch bei anderen Erkrankungen, wie zum Beispiel bei der Alzheimerschen Krankheit. Der Patient erfaßt das 'Brothäppchen' nur mit den Lippen und ist nicht in der Lage, es weiter in den Mundraum zu befördern (Abb. 6).

Verwirrte und apathische Menschen können vergessen, daß sie etwas im Mund haben, sich verschlucken oder gar einen Erstickungsanfall bekommen. Sie müssen beim Essen überwacht werden (Brunen und Herold et al. 1995, 237).

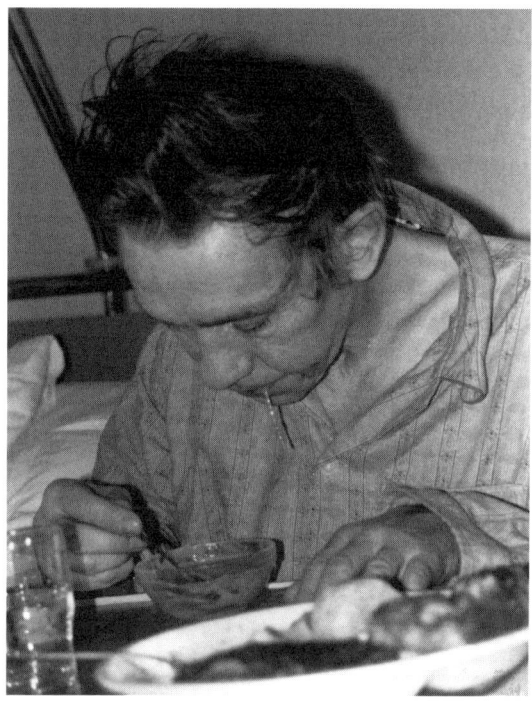

Abb. 7:   Schlaganfall-Patient mit unkontrolliertem Speichelfluß (Borker 1995).

Patienten mit der Alzheimerschen Krankheit sowie Patienten mit Schlaganfall haben häufig vielfältige Essensprobleme und stellen hohe Anforderungen an die Pflegenden. So stellten Axelsson et al. (1984, 93) fest, daß der erste kritische Faktor der Pflege von Schlaganfall-Patienten das Essen ist.

Ein entstelltes Gesicht durch eine Fazialislähmung, eine gelähmte Körperhälfte, ständige Schluckstörungen oder ein unkontrollierter Speichelfluß aus dem Mund beeinträchtigen die Lebensqualität des Schlaganfall-Patienten in einem sehr hohen Maße (Abb. 7).

Ein weiteres Problem beim Essen besteht bei der Neigung des Patienten, die gelähmte Körperhälfte zu vernachlässigen; so schreibt Solak (1991, 785): „die Patienten neigen ... dazu, die gelähmte Seite zu vernachlässigen, sich von ihr abzuwenden. Es kann sogar so weit ge-

hen, daß sie das Vorhandensein der gelähmten Körperhälfte verneinen."

Alte Menschen vertragen häufig keine großen Nahrungsmengen.
Besonders Ballaststoffe können durch ihre lange Verweildauer im Ma-
gen ein Druckgefühl verursachen. Hieraus ergeben sich neue Probleme
beim Essenreichen. Beispielsweise können alte Menschen bestimmte
Kost, wie etwa Rohkost verneinen, da sie dadurch gehäuft ausgelöste
Stuhlausscheidungen befürchten (Brunen und Herold et al. 1995, 234).

Probleme des Essenreichens einer ganz anderen Art sind besonders im Heimalltag anzutreffen. Diese können jedoch auch auf den
Krankenhausbereich übertragen werden. Mahlzeiten bilden Fixpunkte
im monotonen Tagesablauf mit der Aussicht, daß etwas passiert. Zum
Beispiel bringen Mahlzeiten dem Kranken oftmals Kontakte mit den
Pflegenden, bei denen Wünsche gegebenenfalls artikuliert werden
können. Auch können Überraschungseffekte eintreten – „was gibt es
wohl zu essen?" (Knobling 1985, 153).

Abschließend sollen die Begriffe 'Hunger' und 'Appetit' voneinander abgegrenzt werden. Ich denke, daß diese beiden Begriffe nicht
ohne Bedeutung für Pflegende beim Essenreichen sind. Besonders
dann nicht, wenn der Pflegende auf die Interpretation von Signalen des
Patienten angewiesen ist, wie dies oft bei Patienten mit starker Demenz oder bei einem Patienten mit Appetitlosigkeit, der Fall ist.

Juchli (1994, 237–238) bezeichnet Hunger als ein rein physiologi-
sches Verlangen nach Nahrung. Es ist keine Krankheit und verschwin-
det bei der richtigen Ernährung. Appetit stammt vom Wort Appetenz
und bedeutet im ursprünglichen Sinn Zuwendung. Im Gegensatz zu
Hunger ist Appetit stimmungsabhängig und lustbetont.

2 Forschungsplan der Studie

Ich möchte einen kurzen Einblick geben, aus welchem Grund ich
mich für eine Studie dieser Art zum Thema Essenreichen entschieden
habe. Angeregt wurde ich bei einem Auslandsstudium 1993 im Rahmen meines praktischen Studiensemesters in Edinburgh/Schottland besonders durch die Art des sensiblen Umgangs der dortigen Fachzeitschriften mit pflegespezifischen Themen. Bei der Zusammenarbeit mit
schottischen Pflegenden auf Krankenpflegestationen ist mir die gleiche Sensibilität aufgefallen. Einen weiteren Anstoß erhielt ich im Gespräch mit Frau Prof. Dr. Arndt in Edinburgh, die eine empirische For-

schungsarbeit zum Thema 'Nurses' Medication Errors'[6] in Schottland durchgeführt hatte.

Hiernach verfestigten sich meine Gedanken, eine empirische Arbeit zum Essenreichen in der Pflege durchzuführen. Von Frau Prof. Dr. Schröck erhielt ich die Zusage, von ihr bei dieser empirischen Forschungsarbeit betreut zu werden.

Die Gespräche, die ich mit Pflegenden zum Thema Essenreichen führte, waren oft sehr tiefgehend, und es erschien mir, als empfänden die Pflegenden eine Erleichterung, wenn sie sich zum Thema Essenreichen ausgesprochen hatten. An dieser Stelle muß hervorgehoben werden, daß ohne die hilfreiche Unterstützung der Pflegenden eine Studie dieser Art so nicht möglich gewesen wäre.

Die Grundlagen für meine empirische Studie bildeten Beobachtungen und Befragungen. Die Befragungen bestanden aus zehn explorativen Interviews, die ich anhand eines Interviewleitfadens mit examinierten Pflegenden durchführte, sowie aus vier Selbstberichten. Ein Selbstbericht wurde mir von einer examinierten Altenpflegerin zugeschickt, die anderen drei stammen von examinierten Pflegenden. Alle Pflegenden arbeiteten noch in ihrem Beruf.

Im Rahmen der Beobachtung als zweite Untersuchungsmethode führte ich zehn nicht teilnehmende Beobachtungen beim Essenreichen durch. Zusätzlich erstellte ich eine Fotodokumentation, die dem Leser dieser Arbeit eine bessere Vorstellung der jeweiligen Situationen ermöglichen soll. Meine Probanden waren Patienten mit den unterschiedlichsten Erkrankungen sowie examiniertes Krankenpflegepersonal, Krankenpflegeschüler, ein Zivildienstleistender und in zwei Fällen Angehörige der Patienten. Die Interviews, die Beobachtungen und die Fotodokumentationen führte ich in einem Krankenhaus der Zentralversorgung in Niedersachsen durch. Mein genaueres Untersuchungsfeld bildeten die Patientenzimmer.

Um den Rahmen meiner Arbeit nicht zu sprengen, war es notwendig, eine Eingrenzung hinsichtlich der Anzahl der durchgeführten Befragungen und der Beobachtung sowie der Anzahl der Erhebungsorte vorzunehmen. Als Untersuchungsorte wählte ich zwei Stationen der Allgemeinversorgung, da ich annahm, daß Essenreichen auf allgemeinen Stationen nicht die Berücksichtigung erhielt, die es eigentlich

---

[6] Arndt, M. (1994a), Nurses' medication errors: an interpretative study of experiences, Lang: Europäischer Verlag der Wissenschaften, Frankfurt am Main.

brauchte. Konkret entschied ich mich für eine allgemeinchirurgische Privatstation und eine Station der Inneren Medizin.

Eine weitere Eingrenzung machte es erforderlich, den Prozeß des Essenreichens aus der Sichtweise der Pflegenden zu betrachten. Dabei konzentrierte ich mich besonders auf den aktionalen, emotional/ affektiven und kognitiven 'Bereich' der Pflegenden. Die AEK-Bereiche machen die Persönlichkeit der Pflegenden aus. Sie finden demnach ihren Ausdruck im Handeln, Fühlen und Denken. Der aktionale Bereich meiner Untersuchung bezieht sich auf das Handeln, das Agieren, das Tun eines Pflegenden, also auf sein Verhalten. Als Beispiel kann hier das Üben und das Training von Handfertigkeiten genannt werden.

Der emotional/affektive Bereich ist der Bereich der Gefühle. Einige Beispiele sollen hier genannt werden:

- Trauer
- Freude
- Aggression
- Ekel
- Schuldgefühl
- Angst
- Sicherheit
- Unsicherheit
- Zufriedenheit
- Sorge

Der kognitive Bereich ist der Bereich des Verstandes, der rationalen Überlegungen. Daten und Fakten spielen in diesen Bereich hinein und werden verarbeitet. Beispiele hierzu:

- Reflexion
- Konflikt
- rationale Verarbeitung von Gewissen
- rationale Verarbeitung von Schuld

Bei den Darstellungen meiner Ergebnisse aus den Untersuchungen können der aktionale, emotional/affektive und kognitive 'Bereich' nur schwer voneinander getrennt werden. Daher sind sie auch nicht separat in dieser Arbeit von mir behandelt worden, sondern fließen in die einzelnen Ergebnisse mit ein. Das Grundmodell (AEK-Modell) (Abb. 8) zu dieser Forschungsarbeit 'Essenreichen in der Pflege' ist nachfolgend dargestellt. Es erscheint mir sinnvoll, das AEK-Modell als Instrument für weitere Forschungsvorhaben zu nutzen. Beispielsweise könnte statt „Essenreichen" auch die Lebensaktivität „sich waschen", „sich kleiden", „sterben" etc. im Mittelpunkt dieses Modells stehen und entsprechend der drei AEK-Bereiche untersucht werden.

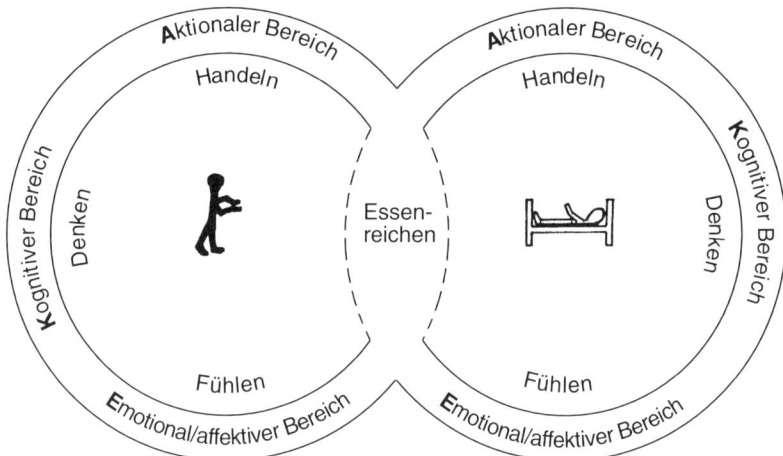

Abb. 8:   AEK-Modell zur Forschungsarbeit 'Essenreichen in der Pflege' (Borker 1995).

Im Rahmen dieser Arbeit bedarf es zur Orientierung einer Definition des Begriffs Essenreichen. Ich definiere Essenreichen wie folgt:

> Essenreichen ist eine von einem Pflegenden ausgeführte Tätigkeit zur Unterstützung des Patienten beim Essen und Trinken, zur Aufrechterhaltung seines physiologischen Gleichgewichts, zur Befriedigung des psychischen Wohlbefindens und zur Erhaltung des sozialen und kulturellen Umfeldes, um eine optimale Lebensqualität des Patienten zu fördern. Essenreichen ist eine direkte pflegerische Tätigkeit, dazu gehören Anleitungs-, Kontroll- und Überwachungsaufgaben.

---

[7] Vergleiche hierzu auch den Beobachtungsbericht im Anhang 3, in dem die pflegerische Aufgabe des Pflegenden deutlich wird.

Am Beispiel eines Patienten, der an einer ausgeprägten Demenz und starken Schluckstörungen leidet, soll der zuletzt genannte Zusammenhang verdeutlicht werden. Der Pflegende hat hier folgende Aufgaben[7] wahrzunehmen: eine Aufgabe besteht in der Ausschöpfung aller Ressourcen des Patienten durch pflegerische Anleitung. Beispielsweise kann der oben genannte Patient daran erinnert werden, zu schlucken oder das nächste Brotstückchen zu nehmen. So besteht die Chance, daß ein Status quo oder eine Zustandsverbesserung beim Patienten bezüglich des Essensprozesses erreicht wird. Da auf der einen Seite die Gefahr besteht, daß sich dieser Patient aufgrund seiner Demenz nicht im ausreichenden Maße ernährt, muß der Pflegende ihn diesbezüglich überwachen. Auf der anderen Seite ist es seine pflegerische Aufgabe, diesen Patienten bei der Nahrungsaufnahme so zu begleiten, daß die Gefahr der Aspiration auf ein Minimum reduziert wird.

Das Beispiel macht folgendes deutlich. Die oben genannte Definition von Essenreichen wird auch dann herangezogen, wenn ausschließlich Anleitungs-, Kontroll- und Überwachungsaufgaben vom Pflegenden durchgeführt werden. Das bedeutet also, daß auch dann von Essenreichen gesprochen wird, wenn der Pflegende keinen körperlichen Kontakt zum Patienten während des Prozesses der Nahrungsaufnahme hatte.

Eine weitere Darstellung soll den chronologischen Ablauf der Vorgehensweise bei der Forschungsarbeit (Abb. 9), bezogen auf die Durchführung der Interviews, Beobachtungen, Fotodokumentationen und dem Eingang der Selbstberichte, aufzeigen. Die Darstellung des zeitlichen Ablaufs beginnt mit der Festlegung des Untersuchungsgegenstandes, also mit dem Thema 'Essenreichen in der Pflege', und endet mit der Fertigstellung dieser Studie.

Sep. 94	05.09.	Untersuchungsgegenstand festgelegt.
	07.09.	Kontaktaufnahme mit Krankenhaus.
	08.09.	Kontaktaufnahme mit Stationsleitungen (Station der Inneren Medizin und der allgemeinchirurgischen Privatstation).
	08.09.	bis 24.09. Erstellung des Interviewleitfadens und des Beobachtungsbogens.
	25.09.	Beobachtung Nr. 1 und Nr. 2 als Pretest und Fotodokumentation.
	26.09.	Interview Nr. 1 als Pretest.
	27.09.	Beobachtung Nr. 3 und Fotodokumentation
	30.09.	Interview Nr. 2 und Nr. 3 als Pretest und Nr. 4
	01.10.	Beobachtung Nr. 4 und Fotodokumentation
	06.10.	Beobachtung Nr. 5, Nr. 6 und Fotodokumentation
	07.10.	Interview Nr. 5
	14.10.	Interview Nr. 6, Nr. 7 und Nr. 8
	17.10.	Interview Nr. 9
	11.11.	Interview Nr. 10
	05.12.	Selbstbericht Nr. 1 als Pretest.
Jan. 95	04.01.	Beobachtung Nr. 7 und Fotodokumentation
	05.01.	Beobachtung Nr. 8 und Fotodokumentation
	06.01.	Beobachtung Nr. 9 und Fotodokumentation
	10.01.	Beobachtung Nr. 10 und Fotodokumentation
	15.01.	Selbstbericht Nr. 2
	31.01.	Selbstbericht Nr. 3
	02.02.	bis 01.05. Analyse und Auswertung der Erhebungsdaten und der Literatur; schriftliche Erstellung dieser Studie.
	22.02.	Selbstbericht Nr. 4
Mai 95	18.05.	Fertigstellung dieser Studie

Abb. 9:   Chronologische Darstellung der Forschungsphasen (Borker 1995).

II Untersuchungsmethoden der Studie

Die verwendeten Untersuchungsmethoden meiner Studie umfassen die Befragung und die Beobachtung. Die Befragung setzt sich aus zehn Interviews und vier Selbstberichten von Pflegenden zusammen. Die zehn Beobachtungen bestehen aus nicht teilnehmenden Beobachtungen und aus einer Fotodokumentation während meiner Beobachtungen. Es stellt sich jetzt die Frage, warum ich Untersuchungsmethoden dieser Art wählte. Durch das Literaturstudium war keine hinreichende Präzisierung zum Thema Essenreichen zu erzielen. Aus diesem Grund war es notwendig, Daten aus anderen Quellen zu erheben. So erschien mir das Interview mit examinierten Pflegenden als hilfreich, um mich der Problematik des Essenreichens zu nähern. Die Interviews führte ich anhand eines semistrukturierten Leitfadens mit examinierten Pflegenden durch. Mein Ziel war es, Pflegende dazu zu bewegen, daß sie beispielsweise über ihre Gefühle, Konflikte und Emotionen berichten, die im Zusammenhang mit dem Essenreichen stehen.

Die Selbstberichte von Pflegenden und die Beobachtungen im Patientenzimmer dienten als weitere Annäherung zum Thema. Einige der über 80 Fotografien, die ich während meiner Beobachtungen machte, stellten für mich auf der einen Seite eine Erinnerungsstütze bezüglich meiner Beobachtungsberichte dar, und auf der anderen Seite sollen sie dem Leser eine bessere Vorstellung der jeweiligen beschriebenen Situation in dieser Arbeit ermöglichen.

Ein Selbstbericht einer examinierten Krankenschwester (Anhang 5), in dem sie die Problematik der Nahrungsverweigerung einer Patientin beim Essenreichen beschreibt, ein komplett transkribiertes Interview (Anhang 6), sowie vier Beobachtungsberichte (Anhang 1 bis 4) sind dieser Arbeit als Beispiele beigefügt.

3 Befragung

Es gibt prinzipiell nur zwei Erhebungsmethoden in der Forschung, und zwar die Beobachtung (direkt und indirekt) und die Befragung (Abb. 10). Die Befragung kann schriftlich, beispielsweise mit Hilfe eines Fragebogens, oder mündlich erfolgen. Eine mündliche Befragung läßt sich in die indirekte und direkte Befragung gliedern. Ist ein Mittel oder eine Person zwischengeschaltet, wird von einer indirekten Befragung gesprochen. Als Beispiel kann hier die telefonische Befragung genannt werden, bei der das Telefon als Hilfsmittel eingesetzt wird. Das Interview wird als eine mündliche und direkte Befragungsform bezeichnet.

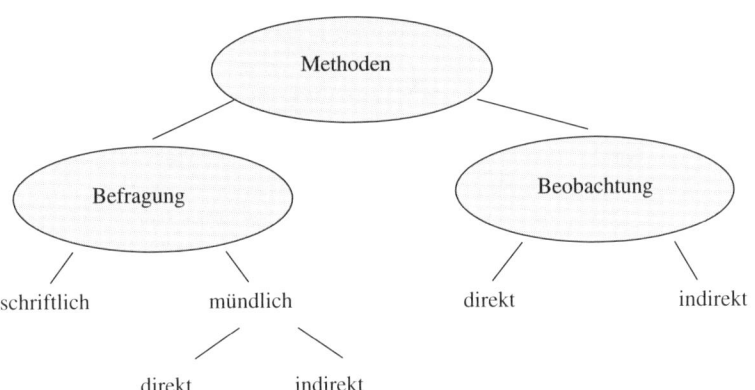

Abb. 10:   Die zwei möglichen Erhebungsmethoden: Befragung und Beobachtung (siehe Fußnote 8).

Die mündliche Befragung in Form eines Interviews kann strukturiert (standardisiert), semistrukturiert (halb standardisiert) und unstrukturiert (nicht standardisiert) sein. Zu der jeweiligen Interviewform zählen bestimmte Fragetechniken, die sich in offene oder geschlossene Fragen unterscheiden lassen. Eine offene Frage beinhaltet keine Antwortvorgaben. Bei der geschlossenen Frage sind hingegen zwei oder mehrere Antwortvorgaben vorgesehen.

Die strukturierte Befragung wird mit Hilfe eines Interviewformulars oder -schemas durchgeführt, wobei Umformulierungen oder Erklärungen der Fragen während des Interviews nicht erlaubt sind. Antworten werden 'vorgegeben'. Mit der strukturierten Befragungsmethode können Antworten vergleichbar gemacht werden, das heißt, daß eine Messung besser möglich ist. Der Einfluß der Subjektivität sowie Suggestivfragen, also Fragen, die eine bestimmte Antwort beeinflussen, werden reduziert. Der Nachteil der strukturierten Befragung liegt in ihrer Tendenz, oberflächlich zu sein.

Das semistrukturierte Interview wird anhand von offenen und geschlossenen Fragen, die ebenfalls mit Hilfe eines Interviewformulars oder -schemas gestellt werden, durchgeführt. Eine Umformulierung der Fragen ist gestattet. Außerdem werden mehr Erklärungen zu den jeweiligen Fragen im Vergleich zum strukturierten Interview gegeben.

Das unstrukturierte Interview soll den Interviewpartner anhand weniger offener Fragen zu Interaktionen ermuntern. Es werden dem Interviewpartner so viele Erklärungen gegeben, wie es notwendig zu sein scheint. Das ganze Interview wird sehr flexibel mit Hilfe von Interviewleitfragen gehalten (Abb. 11).

Explorative Interviews, die eher zu den unstrukturierten Interviewformen zählen, dienen der Verdichtung von Daten, um realistische und

Interview		
strukturiert (standardisiert)	**semistrukturiert** (halb standardisiert)	**unstrukturiert** (nicht standardisiert)
• geschlossene Fragen	• geschlossene und offene Fragen	• wenig offene Fragen
• vorgegebene Antworten		• ermunternde Interaktionen
• keine Abweichungen/ Umformulierungen	• Umformulierungen gestattet	• sehr flexibel
• keine/minimale Erklärungen	• mehr Erklärungen	• soviel Erklärungen, wie es notwendig erscheint
Interviewformular Interviewschema		Interview Leitfragen

Abb. 11: Die drei Interviewformen (siehe Fußnote 8).

theoretische Darstellungen zu verdeutlichen. Häufig werden sie dort angewandt, wo es wenige Untersuchungen zum Forschungsthema gibt oder wo ein Untersuchungsfeld verhältnismäßig unerschlossen, eine 'Neuheit' oder eine 'Randsache' ist. Einige weitere Interviewarten möchte ich hier kurz benennen, wie beispielsweise das Tiefeninterview (Intensivinterview), das Nachfolgeinterview, das Experteninterview, das spontane Interview (zum Beispiel das Passanteninterview oder das Gespräch), das verabredete Interview (zum Beispiel das Einzel- und Gruppeninterview oder Gruppengespräch), das narrative Interview (erzählendes Interview) und das fokussierte Interview (Erfassung einer bestimmten Thematik, wobei subjektive Deutungen und Gefühle exploriert werden).[8]

Auf eine differenzierte Darstellung aller Interviewarten muß hier leider verzichtet werden, um den Rahmen dieser Arbeit nicht zu sprengen. Ich möchte jedoch kurz auf die vier Kriterien, die während der Gesprächsstrategien eines fokussierten Interviews zu berücksichtigen sind, eingehen:

1. Nicht-Beeinflussung
2. Spezifität
3. Erfassung eines breiten Spektrums.
4. Tiefgründigkeit

Das Kriterium der Nicht-Beeinflussung, deren Wert immer mehr erkannt wird, bezieht sich auf die minimale Lenkung und Führung des Gespräches durch den Interviewer. Dem Interviewpartner wird die Gelegenheit gegeben, sich über zentrale Dinge zu äußern, die ihm wichtig erscheinen. So steht nicht die Meinung des Interviewers im Mittelpunkt.

Die vom Interviewten geäußerten Definitionen in einem Gespräch zu bestimmten Situationen sollen spezifisch und vollständig zum Ausdruck kommen. Hierbei kommt es auf die Bedeutung an, die der Befragte einer erlebten Situation beimißt. Es gibt die Möglichkeit, durch die Kombination zweier Verfahren den Spezifitätsgrad der Antworten des Befragten zu erhöhen, indem der Interviewer beispielsweise unstrukturierte Fragen stellt und Situationen durch Fotos, Ausschnitt aus Rundfunksendungen oder Ähnliches vergegenwärtigt.

---

[8] Vorlesung in Krankenpflegeforschung 1994, Fachhochschule Osnabrück, Prof. Dr. Ruth Schröck, Professorin für Krankenpflege.

Die Erfassung eines breiten Spektrums einschlägiger Interviewdaten erfolgt durch das Aufdecken der Reaktionen des Interviewpartners sowie der auslösenden Stimuli während eines Interviews. Ob ein Gespräch in die eine oder andere Richtung gelenkt wird, hängt von dem Moment der Überleitung durch den Interviewer zur nächsten Interviewfrage ab. Das bedeutet, daß die Breite des Spektrums im gewissen Maße vom Interviewer beeinflußbar ist. Entfernt sich der Befragte beispielsweise weit vom erörterten Thema, greift der Interviewer ein Stichwort auf, um wieder auf das eigentliche Interviewthema zurückzulenken. Um ein breites Spektrum zu erfassen, bedarf es der Beachtung des Interviewleitfadens. Eine zu große Abhängigkeit vom Interviewleitfaden beinhaltet die Gefahr, daß die Erfassung eines breiten Spektrums durch Oberflächlichkeit ersetzt wird.

Der Interviewer versucht, dem Befragten ein Höchstmaß an selbstenthüllenden Kommentaren zu entlocken, um verdeckte Bedeutungen und Reaktionen des Interviewpartners aufzuhellen. Dadurch erfährt der Interviewer, ob die gemachten Erfahrungen für den Befragten eine zentrale oder nur eine randständige Bedeutung haben. Zur Erlangung 'tiefgründiger' Berichte ist eine Gesprächsstrategie mit einer Fokussierung auf Gefühle von großer Bedeutung. Dies wird mit Fragen, die Schlüsselworte enthalten und die sich auf einen bestimmten Gefühlszusammenhang beziehen, erreicht. Beispielsweise formuliert der Interviewer seine Frage wie folgt: 'Was empfanden Sie, als Sie das sahen?' Einen günstigen Einfluß zur Erlangung 'tiefgründiger' Äußerungen haben auch Wiederholungen implizierter oder geäußerter Gefühle des Befragten durch den Interviewer. Dadurch signalisiert der Interviewer dem Partner, daß er ihn versteht und daß er fortfahren soll, seine Gefühle zu äußern. Dies hat ebenfalls einen günstigen Einfluß auf die Interviewatmosphäre.

Obwohl diese vier Kriterien zusammengehören, ist es sinnvoll, sie getrennt zu untersuchen. Somit ergeben sich daraus für den Interviewer Richtlinien zur Einschätzung des Interviewverlaufs und zur entsprechenden Auswahl seiner Vorgehensweise (Huber 1982, 133–137, Hopf und Weingarten 1984, 178–201).

3.1 Interview

Das Interview ist die mündliche Form der Befragung. Durch ein planmäßiges Vorgehen mit wissenschaftlicher Zielsetzung soll der Interviewpartner durch gezielte Fragen oder mitgeteilte Stimuli zu verbalen Reaktionen veranlaßt werden. Als gängige Interviewformen können das strukturierte Interview (Fragethemen und Frageanordnung sind festgelegt) und das standardisierte Interview (Frageformulierung ist festgelegt) genannt werden. Als exploratives Intensiv- oder Tiefeninterview wird es dann bezeichnet, wenn keine Standardisierung und nur eine geringe Strukturierung vorzufinden ist (Friedrichs 1990, 207–208).

Die von mir gewählte Interviewform, die ich mit Hilfe eines Interviewleitfadens (Anhang 7) durchführte, war das semi-strukturierte Interview (das heißt, die Fragethemen und die Fragestellungen sind nur zum Teil festgelegt). Der Interviewleitfaden enthält 18 Fragen, was zunächst recht umfangreich erscheinen mag. Jedoch wollte ich meine Interviewpartner mit den ersten fünf bis sechs Fragen die Möglichkeit geben, sich an die besondere Situation des Interviewgesprächs zu gewöhnen, um auf diese Weise ihre Redefreudigkeit anzuregen. Daher waren die ersten Fragen relativ leicht zu beantworten. Die vierte Frage lautete zum Beispiel: „Welche Hilfsmittel haben Sie beim Essenreichen benutzt?" Im Laufe des Interviewgesprächs erschwerte ich die Fragen und gab dem Interviewpartner die Möglichkeit, seinen Gedanken freien Lauf zu lassen, wie beispielsweise mit der Frage: „Können Sie mir eine Situation schildern, wo Sie das Essen gereicht haben, die Ihnen gut in Erinnerung geblieben ist?" Es erscheint sehr einleuchtend, daß eine Frage wie: „Haben Sie schon mal bei sich erlebt, daß Sie während des Essenreichens aggressiv wurden?" oder: „Haben Sie das Essenreichen schon mal frühzeitig abgebrochen, obwohl es den Anschein hatte, daß der Patient noch mehr gegessen hätte?" – als anfängliche Frage recht ungeeignet gewesen wäre.

Die ersten drei Interviews nutzte ich für den Pretest, um meine methodische Vorgehensweise vor der Hauptuntersuchung zu testen. Im Pretest zeigte sich, daß der Interviewleitfaden seinen Zweck erfüllte. Nur zwei Fragen bedurften einer kleinen Änderung. So bezog ich die erste Frage nicht mehr auf das tägliche, sondern auf das wöchentliche Essenreichen. Die Frage lautete anschließend so: „Wie oft kommt es pro Woche durchschnittlich vor, daß Sie Patienten das Essen reichen?" Die 17. Frage wurde innerhalb der Pretestphase wie folgt gestellt: „Empfanden Sie dieses Thema als Tabuthema? Waren Ihnen einige

Fragen unangenehm?" Ich stellte fest, daß ich die Frage besser so stellen konnte, indem ich unterstellte, daß eine meiner gestellten Interviewfragen unangenehm war. Also lautete die Frage in der Hauptuntersuchung wie folgt: „Empfanden Sie dieses Thema als Tabuthema? Welche Frage war Ihnen am unangenehmsten?" Da ich kaum Veränderungen am Interviewleitfaden vorgenommen hatte, stelle ich aus diesem Grund die Ergebnisse der Pretestphase gemeinsam mit den Ergebnissen der Hauptuntersuchung dar.

Die Bedeutung des Vertrauens zwischen Interviewer und dem Interviewten darf nicht unterschätzt werden. So war es wichtig, eine Vertrauensbasis zu dem Interviewpartner aufzubauen, die ich durch häufige Besuche auf den jeweiligen Stationen schaffen konnte. Vor Ort versuchte ich, durch entsprechende Gespräche bei meinen potentiellen Interviewpartnern Interesse für meine Studie zu wecken. Durch das persönliche Ansprechen der Pflegenden waren schnell genügend Interviewpartner für ein Interviewgespräch gefunden. Die freiwillige Entscheidung für ein Interview spielte für mich eine wichtige Rolle.

Die ersten fünf Interviews führte ich in meiner Privatwohnung durch, während die letzten fünf im Krankenhaus stattfanden. Einen Unterschied der Interviewqualität bezüglich der unterschiedlich gewählten Interviewworte, sowohl vom Inhalt als auch vom Ablauf her, konnte ich nicht feststellen. Meine anfängliche Befürchtung, die Pflegenden wären in der Nähe ihres Arbeitsplatzes gehemmter, erwies sich als unbegründet.

Probleme entstanden, wenn die Interviewtermine von Seiten der Interviewpartner nicht eingehalten wurden. Diese Probleme waren schnell gelöst, indem ich es mir zur Gewohnheit machte, einen Tag vor den jeweiligen Interviews einen Erinnerungsanruf durchzuführen. Jedes Interview zeichnete ich mit einem batteriebetriebenen Aufnahmegerät auf und transkribierte es anschließend wörtlich, um zu einem späteren Zeitpunkt eine gründliche Analyse des Interviews vornehmen zu können.

Ein Interviewformular (Anhang 8) mit Daten wie etwa: Interviewcode, Datum, Interviewdauer, Anwesende, bemerkenswerte Vorkommnisse, Grad des Interesses des Interviewten, Interviewatmosphäre, Erwartungen, Konzentration füllte ich jeweils nach den geführten Gesprächen aus. Dieses Formular erwies sich als sehr nützlich, zum einen als Instrument zur Selbstkritik und zum anderen als Sammlung nützlicher und zusätzlicher Daten für die spätere Auswertung der Interviews.

Die Dauer der Interviews betrug durchschnittlich 30 Minuten. Obwohl ich den meisten Interviewpartnern durch meine Tätigkeiten als Krankenpfleger in diesem Krankenhaus bekannt war, bemerkte ich bei ihnen eine anfängliche Nervosität, die ich damit begründete, daß das Interview auf einem Aufnahmegerät aufgezeichnet wurde. Diese Nervosität legte sich jedoch nach den ersten Minuten. Weiterhin ist mir aufgefallen, daß gerade bei den ersten Fragen mit äußerster Konzentration versucht wurde, mir 'lehrbuchmäßige' Antworten zu geben. Zum Beispiel bei der dritte Interviewfrage: „Können Sie mir beschreiben, wie Sie üblicherweise bei dieser pflegerischen Tätigkeit (gemeint ist das Essenreichen) vorgehen?" Die Antwort eines Interviewpartners lautete wie folgt:

> Also, wichtig ist für mich ..., daß der Patient zum Essen ... vernünftig sitzt, abhängig davon, wie weit er das kann. Er wird entweder an den Tisch ... oder auf einen Stuhl gesetzt, oder – wenn er bettlägerig ist –, daß er eine recht angenehme Position im Bett hat – eine aufrechte. Eine andere Sache ist, daß der Patient informiert ist über das, was er zum Essen bekommt – daß das, was er ißt, auch übereinstimmt mit dem, was er verträgt, was er darf und was er möchte. Also eigene Wünsche spielen auch eine Rolle. Dann ist für mich noch sehr entscheidend: dieser Faktor Zeit. Wenn ich einem Patienten Essen reiche, daß ich das schon in einer Gewißheit mache, daß ich mir die Zeit nehmen kann. Damit ist auch verbunden, daß ich beim Patienten nicht stehen bleibe, sondern daß man sich ... dazu setzt. Weitere Aspekte sind, daß der Patient nach Möglichkeit selbständig ißt, also die Hilfe beschränkt sich auf die Ausnahme. ... Wenn das nicht gewährleistet ist, wird ... übernommen ... in Abhängigkeit davon, daß er seine Selbständigkeit bewahrt. Es gibt noch viele kleinere Aspekte, die entscheidend sind: zum Beispiel allein schon die Aufmachung des Essens, daß der Patient informiert ist, wo was steht, daß der Patient ein gutes Blickfeld hat zum Essen. Ja, das war's (Interview 1).

Diese Aussage entsprach eher einer Idealvorstellung des Interviewpartners, wie sich im Laufe des Gespräches herausstellte. Ähnliche Reaktionen zeigten auch andere Interviewpartner bei der Beantwortung dieser Frage, jedoch nur bei den ersten von mir gestellten Fragen. Ohne Ausnahme zeigten alle Interviewpartner ein sehr starkes Interesse am Thema Essenreichen, was sich besonders in der Offenheit und der Gesprächstiefe zeigte. Es erschien mir so, als seien sie froh, daß sich jemand für ihre 'Sorgen' interessierte. Gefühlszustände wurden offen gezeigt. So wurde mir beipielsweise während eines Interviews eine Situation des Essenreichens geschildert, die schon mehrere Jahre zurücklag und jetzt beim Interviewten eine starke Emotion hervorrief.

... da fing er ... an, das selber zu machen (der Patient begann ohne Hilfe
das Essen zu sich zu nehmen, Verf.). Da bin ich ... weggegangen. Dann
bin ich nach zehn Minuten, oder nach einer halben Stunde ... wieder reingegangen, und dann hatte er aspiriert und war ... erstickt (Interview 4).

Diese Interviewpartnerin hatte erstmalig nach drei Jahren offen
über diese Situation sprechen können, und es zeigte sich während des
Gesprächs, daß sie zum Teil immer noch Schuldgefühle hatte.

Die neunte Frage, „Haben Sie schon mal Ekelgefühl während des
Essenreichens empfunden?" war eher durch Zufall und mit einer geringen Erwartung von mir im Interviewleitfaden aufgenommen worden.
Ich mußte jedoch feststellen, daß die Interviewpartner sehr sensibel
auf dieses Thema reagierten. Aus diesem Grund vertiefte ich diese
Frage jeweils während des Gespräches, um herauszubekommen, in
welchen konkreten Situationen der Pflegende Ekelgefühle hatte und
wie er damit umgegangen war.

Bei den Befragten handelte es sich um acht Frauen und zwei Männer, deren durchschnittliches Alter bei 28 Jahren lag. Alle Interviewpartner sind examiniertes Krankenpflegepersonal und arbeiten im
Krankenhaus der Zentralversorgung auf einer allgemeinchirurgischen
Privatstation beziehungsweise auf einer Station der Inneren Medizin.
Das explorative Interview zeigte sich als ein nützliches Instrument für
diese Studie, und ich kann sagen, daß, trotz der anfänglichen Nervosität, die meisten Interviewpartner sehr gut mit der Methode der Befragung in Form von aufgezeichneten Interviews zurechtkamen. Eine
weitere und sehr nützliche Untersuchungsmethode war die Befragung
in Form von Selbstberichten von Pflegenden.

3.2 Selbstberichte

Zur Unterstützung meiner Studie entschied ich mich für Selbstberichte. Den häufig verwendeten Ausdruck der Selbstaufschreibung
möchte ich nicht verwenden, da ich in vielen Gesprächen bemerkte,
daß Pflegende mit den Begriff Selbstaufschreibung nicht sehr vertraut
waren. Dagegen konnten sie sich unter dem Begriff 'Selbstberichte'
besser vorstellen, was gemeint war. Ich führte viele Gespräche mit Be-
rufsangehörigen aus der Pflege durch. Wenn ein Pflegender eine oder
mehrere konkrete Situationen zum Thema Essenreichen schilderte,
versuchte ich, ihn nach einigen Tagen für einen Selbstbericht zu gewinnen. Pflegende, die bereit waren, einen Selbstbericht zu schreiben,
forderte ich auf, eine oder mehrere spezielle Situationen aus dem pfle-

gerischen Alltag im Zusammenhang mit dem Essenreichen aufzuschreiben, an die sie sich noch gut erinnern konnten. Ich wies darauf hin, daß sie nur das aufschreiben sollten, was sie im Zusammenhang mit ihrer erlebten Situation empfanden, wie etwa Gefühle, Emotionen, Gewissenskonflikte, Freude. So war der äußere Rahmen zwar begrenzt, doch achtete ich darauf, den Pflegenden die freie Gestaltung ihres Selbstberichtes zu überlassen.

Die Pflegenden, die mir einen Selbstbericht zukommen ließen, hatten folgenden Berufsstatus: eine Pflegende war eine examinierte Altenpflegerin, während drei examinierte Krankenschwestern waren und in den unterschiedlichsten Krankenhäusern in Niedersachsen arbeiteten. Eine größere Anzahl von Selbstberichten wäre sicherlich sehr sinnvoll gewesen, jedoch mußte ich mich im Rahmen dieser Arbeit, die ja zeitlich begrenzt ist, auf vier Selbstberichte beschränken.

Ein Gespräch mit einem Krankenpfleger, der auf einer Intensivstation in einem niedersächsischen Krankenhaus tätig war, möchte ich hier aufgreifen. In diesem Krankenhaus war ein 'Notfalltelefon' eingerichtet, das es den Pflegenden auf Station ermöglichte, bei einem Notfall schnelle Hilfe anzufordern. Wurde Hilfe angefordert, so begaben sich sofort ein examinierter Pflegender und ein Anästhesist der Intensivstation zu dem gerufenen Fall. So berichtete mir der Krankenpfleger, daß sie zu einem Notfall gerufen wurden, bei der eine Krankenhauspraktikantin einem Patienten das Essen gereicht hatte. Sie hatte beim Essenreichen jedoch nicht bemerkt, daß der Patient das Essen nicht herunterschluckte, sondern im Mund behielt. Plötzlich jedoch atmete der Patient tief ein und aspirierte einen großen Teil dieses Essens, so daß er keine Luft mehr bekam und zyanotisch wurde. Mit einem Mundspatel konnten der Pflegende und der Anästhesist den Patienten in letzter Minute vor dem Erstickungstod bewahren. Ich nahm Kontakt mit der Praktikantin auf, um sie für einen Selbstbericht zu gewinnen, da ich mir sicher war, daß in dieser konkreten Pflegesituation viele Probleme gleichzeitig aufgetreten waren. Ich wollte zum Beispiel wissen, wie diese Praktikantin diese Situation bezüglich Gewissenskonflikten, Gefühlen und so weiter verarbeitet hatte, und wie die Arbeitskollegen reagiert hatten. Es war mir bewußt, wie sensibel ich mit dieser Situation umgehen mußte. Die Angst der Praktikantin, daß ihre Erlebnisse in ein 'schlechtes Licht' gerückt werden könnten, hielt sie jedoch von einem Selbstbericht ab. Ich zeigte dafür Verständnis und hatte ein schlechtes Gewissen, meine Nachforschung zu weit getrieben zu haben. Ich hatte das Gefühl, an einer Grenze angelangt zu sein, die aus ethischen Gesichtspunkten zwischen vertretbarer und nicht vertretbarer Forschung lag.

Die Pretestphase bezog sich bei dieser relativ geringen Zahl auf den erste Selbstbericht. Ich stellte fest, daß die gewählte Strategie, den Pflegenden die freie Gestaltung ihres Selbstberichtes zu überlassen, für meine Studie sehr nützlich war. So wurden etwa die Gefühle, die Pflegende im Zusammenhang mit dem Essenreichen empfunden hatten, in einem gesamten Kontext dargestellt, der somit gegenüber Dritten ein besseres Verständnis für die Handlungen in den jeweiligen beschriebenen Situationen erlauben (vergleiche hierzu beispielsweise den Selbstbericht im Anhang 5). Ich behielt also meine Strategie für die nächsten drei Selbstberichte bei. Wenn es gewünscht wurde, gab ich den Pflegenden vorher noch einige Anregungen, über welche erlebten Situationen sie eventuell berichten könnten. Hier nannte ich zum Beispiel:

- Patient *verweigert* seit Tagen das Essen.
- Patient möchte *sterben.*
- Patient ist *während des Essenreichens verstorben.*
- *Ekelempfinden* während des Essenreichens.
- Dem Patienten wird das *Essen ungern gereicht.*
- Ein *Erfolgserlebnis* im Zusammenhang des Essenreichens.
- Das *Essenreichen ist zu schwierig,* und eine zweite Person wird hingeschickt.

Abschließend möchte ich zu der Erhebungsmethode 'Selbstbericht' hervorheben, daß sie sich für diese Studie als sehr nützlich erwies. Jedoch war es schwieriger, Pflegende für einen Selbstbericht zu gewinnen als für ein Interview oder eine Beobachtung. Mehrere Pflegende sagten mir zu, einen Selbstbericht zu schreiben, einige fragten sogar, ob sie für mich einen Selbstbericht schreiben dürften. Nach einigen Wochen sagten viele wieder ab, zum Teil aus Zeitmangel, und in drei Fällen fiel es ihnen zu schwer, zum Thema Essenreichen die richtigen Worte zu finden.

4 Beobachtung

Eine weitere Untersuchungsmethode, die ich in meiner Studie verwendete, ist die Beobachtung. Diese Methode findet in der Pflegeforschung zur Zeit nur geringe Anwendung. Zum besseren Verständnis gebe ich einen kurzen Einblick in die verschiedenen Verfahren der Beobachtungmethoden.

Die Beobachtungen lassen sich in drei Selektionsprozesse einteilen:

- *Selektive Zuwendung:*
  Es muß definiert werden, welche Inhalte zu beobachten sind.
- *Selektive Wahrnehmung:*
  Es muß definiert werden, worauf bei den ausgewählten Inhalten zu achten ist, wann die Beobachtung beginnt und wie lange sie dauert.
- *Selektive Erinnerung:*
  Die Beobachtung muß aufgezeichnet werden, entweder mit Hilfe eines Beobachtungsschemas oder durch audiovisiuelle Hilfsmittel, deren Material später anhand eines Schemas codiert wird. (Friedrichs 1990, S. 271–272)

Die Verfahren der Beobachtungsmethode lassen sich in fünf Dimensionen unterscheiden.

1. Die *offene* oder *verdeckte Beobachtung*
   Bei einer offenen Beobachtung ist der Beobachter für die Probanden zu erkennen. Im Gegensatz dazu ist bei einer verdeckten Beobachtung der Beobachter für die Probanden nicht zu erkennen. Er wird beispielsweise durch eine nur von einer Seite durchsichtige Scheibe verdeckt (one way window).
2. Die *teilnehmende* oder *nicht teilnehmende Beobachtung*
   Der Beobachter nimmt an den Interaktionen teil und wird von den anderen Personen als Teil ihres Handlungsfeldes angesehen (teilnehmende Beobachtung).
   Der Beobachter befindet sich außerhalb des Feldes (nicht teilnehmende Beobachtung)
3. Die *systematische* oder *unsystematische Beobachtung*
   Bei der systematischen Beobachtung arbeitet der Beobachter mit einem standardisierten Schema. Von einer unsystematischen Beobach-

tung spricht man, wenn er eher spontan und mit einem nicht standardisierten Schema vorgeht.

4. Die *„natürliche"* oder *„künstliche" Beobachtung*
   Als Beispiel kann hier die „natürliche" Beobachtung spielender Kinder in einem Kindergarten erwähnt werden oder die „künstliche" Beobachtung von Kindern in einem Raum eines psychologischen Instituts.

5. Die *Selbstbeobachtung* oder die *Fremdbeobachtung*
   Bei der Selbstbeobachtung ist der Beobachter gleichzeitig Proband. Dem gegenüber sind bei der Fremdbeobachtung Beobachter und Proband unterschiedliche Personen.

Zum besseren Verständnis gebe ich zwei Beispiele zu verschiedenen Beobachtungsdimensionen. Die Beobachtungen im Alltag haben meistens die Form einer verdeckten, nicht teilnehmenden und unsystematischen Form, wie beispielsweise der Blick aus dem Küchenfenster auf die Straße. Dagegen ist eine offene, nicht teilnehmende und unsystematische Form zum Beispiel die Beobachtung von Passanten von einem Straßencafé aus (273).

In meiner Studie arbeitete ich mit der nicht teilnehmenden Beobachtung. Genauer gesagt, ist die von mir gewählte Beobachtungsform als eine offene, systematische, nicht teilnehmende Fremdbeobachtung zu bezeichnen. Offen ist sie, da ich als Beobachter erkennbar war. Als standardisiert kann sie bezeichnet werden, da ich ein Beobachtungsformular mit bestimmten Beobachtungskriterien verwendete. Während der Beobachtung des Essenreichens im Patientenzimmer beteiligte ich mich nicht an den Interaktionen innerhalb des Beobachtungsfeldes, somit ist sie als eine nicht teilnehmende Beobachtung zu bezeichnen.

Hätte ich die Rolle eines Patienten eingenommen und beobachtet, wie ein Pflegender mir das Essen reicht, wäre es eine Selbstbeobachtung. Eine Selbstbeobachtung wäre aber auch, wenn ich mich als Pflegender beim Essenreichen selbst beobachtete. In meiner Studie habe ich die Methode der Fremdbeobachtung verwendet, da ich weder die aktive Patientenrolle noch die des Pflegenden eingenommen habe.

Ein Nachteil der nicht teilnehmenden Beobachtungsmethode beim Essenreichen besteht darin, daß sich der Proband während der Beobachtungsphase bewußt anders verhalten kann als üblich. Sein Verhalten kann damit begründet sein, daß er sich „von seiner besten Seite präsentieren" möchte. Somit besteht die Gefahr, daß die Ergebnisse der Beobachtungen nicht die Realität des alltäglichen pflegerischen Handelns beim Essenreichen wiederspiegeln.

Die durchschnittliche Beobachtungsdauer betrug 40 Minuten. Bei den Beobachtungen der Pflegenden fiel mir nur zu Beginn des Essenreichens verändertes Verhalten auf. Im Gegensatz dazu schienen die Patienten sich von Anfang an natürlich zu verhalten. Insgesamt kann sicherlich von einer objektiven Darstellung der beobachteten Situationen gesprochen werden.

Mein Ziel war es, Pflegende in ihrem Verhalten beim Essenreichen sowie das Verhalten der Patienten zu beobachten. Weiterhin wollte ich den gesamten Prozeß des Essenreichens durch bestimmte Beobachtungskriterien festhalten. Daher schien es mir sinnvoll, statt einer teilnehmenden eine nicht teilnehmende Beobachtung durchzuführen. Diese verspricht für das Thema Essenreichen die meisten objektiven Erhebungsdaten.

4.1 Nicht teilnehmende Beobachtung

Im Zeitraum September 1994 bis Januar 1995 führte ich zehn Beobachtungen in einem Krankenhaus der Zentralversorgung in Niedersachsen durch. Die ersten zwei Beobachtungen nutzte ich als Pretest. Mit der Pflegedienstleitung dieses Krankenhauses vereinbarte ich vorher, daß ich mit Einverständnis der jeweiligen Patienten und Pflegenden auf zwei von mir gewählten Stationen zehn Beobachtungen mit Fotodokumentationen durchführen durfte. Nach der Zustimmung der Pflegedienstleitung setzte ich mich mit den Leitungen der jeweiligen Stationen in Verbindung. Für ein derartiges Vorhaben erhielt ich im ganzen Verlauf meiner Studie die volle Unterstützung der Pflegenden dieser Stationen. Das Interesse an meiner Studie von Seiten der Pflegenden und den Stationsärzten war recht groß. Um die Beobachtungen durchzuführen, ging ich zunächst folgendermaßen vor. Ich erkundigte mich einen Tag vor einer geplanten Beobachtung auf beiden Station, ob Patienten zur Zeit so pflegebedürftig sind, daß Pflegende das Essen reichen mußten. Wenn ja, fragte ich den Patienten um sein Einverständnis für eine Beobachtung und kam am nächsten Tag zu der vereinbarten Essenszeit. Nur in zwei Fällen stand vorher schon fest, welcher Pflegende dem Patienten voraussichtlich das Essen reichen würde, was sich jedoch aus Zeitgründen wieder schnell ändern konnte. In den anderen Fällen wurde situativ gehandelt. So mußte ich mir das Einverständnis der Pflegenden immer sehr kurzfristig einholen, was aber kein Problem darstellte. Die Beobachtungsstrategie aus der Pretestphase erfuhr keine Veränderung und daher möchte ich diese Ergebnisse zusammen mit den Ergebnissen der Hauptuntersuchung vorstellen. Allerdings war eine Veränderung meiner Strategie, wie ich an die Beobachtungsituationen herankam, notwendig.

Es erwies sich als schwierig, die Beobachtungen einen Tag vorauszuplanen, da sich immer wieder Veränderungen über Nacht ergaben. Dies waren zum Beispiel der Tod eines Patienten oder die Verlegung eines anderen auf die Intensivstation. In zwei Fällen verzichtete ich auf die Beobachtungen, da ich bemerkte, daß sich der Zustand der Patienten stark verschlechtert hatte. Ich versuchte, so weit wie möglich alle Betroffenen der Station von einer anstehenden Beobachtungen zu informieren, jedoch war dieses durch die ständig veränderten Schichtzusammensetzungen unmöglich. So glaubte ich in einem Fall, daß ich alle Betroffenen informiert hätte, aber als die Pflegende, die das Essen reichen wollte, und ich in das Patientenzimmer gingen, hatte die Krankenpflegeschülerin dieser Station gerade das Essenreichen beendet. Leider hatte sie nicht die nötige Information erhalten.

Anhand eines Beobachtungsformulars (Anhang 9) führte ich die Beobachtungen durch. Die von mir gewählten Beobachtungskriterien sollen kurz dargestellt werden.

• Allgemeine Daten:
  – Datum
  – Tageszeit und Dauer der Beobachtung
  – Name, Alter, Zustand, Primärerkrankung und Kost des Patienten
  – Name des Pflegenden, der das Essen reicht
  – Berufsstatus des Pflegenden
• Grund des Essenreichens
• Vorbereitungen durch den Pflegenden
• Durchführung durch den Pflegenden
• Probleme des Patienten
• Probleme des Pflegenden
• Welche Menge wurde vom Patienten gegessen?
• Nachbereitung durch den Pflegenden
• Bemerkungen

Mit Hilfe dieser Kriterien machte ich mir während der Beobachtungsphase Notizen und schrieb anschließend einen Beobachtungsbericht. Meine Probanden waren der Pflegende, der das Essen reichte, der Patient, der das Essen empfing und in zwei Fällen die Angehörigen, die unvorhergesehen während der Beobachtungsphase hinzukamen und die Aufgabe des Essenreichens vom Pflegenden übernahmen. Der Untersuchungsort waren jeweils unterschiedliche Patientenzimmer einer allgemeinchirurgischen Privatstation oder einer Station der Inneren Medizin. In allen Fällen waren die Patienten in einem Zwei-Bett-Zimmer untergebracht. Aus den unterschiedlichsten Gründen mußte das Essen von Pflegenden gereicht werden. Die folgende Tabelle listet die beobachteten Patienten mit deren Alter, Primärerkrankung und deren Grund für das Essenreichen stichpunktartig auf:

Alter	Primärerkrankung	Grund des Essenreichens
82 Jahre	Spontanpneumothorax	Kraft fehlte in den Händen
86 Jahre	Pankreaskopftumor	Zu müde, um alleine essen zu können
87 Jahre	Exsikkose	Blindheit und Müdigkeit
78 Jahre	Arterielle Verschlußkrankheit	Ausgeprägte Demenz
69 Jahre	Sepsis bei Pneumonie	Muskelkraft fehlte für das Halten des Bestecks
38 Jahre	Augenoperation links[9]	Zur Zeit ohne Sehvermögen, da Verband auf dem linken Auge, und auf dem rechten Auge seit dem 12. Lebensjahr blind
77 Jahre	Linkshirniger apoplektischer Insult mit schlaffer Hemiparese rechts und Aphasie	Nahrungsverweigerung und rechtsseitige Hemiparese
80 Jahre	Apoplektischer Insult	Ausgeprägte Demenz
51 Jahre	Apoplektischer Insult	Starke Schluckprobleme
68 Jahre	Re-Apoplektischer Insult	Müdigkeit, Kraftlosigkeit

Drei Beobachtungen führte ich auf einer allgemeinchirurgischen Privatstation durch (beachte Fußnote 9) und sieben auf einer Station der Inneren Medizin. Bei den beobachteten Patienten handelte es sich um vier Männer und sechs Frauen, deren Durchschnittsalter bei 71,6 Jahren lag.

---

[9] In diesem Zusammenhang ist anzumerken, daß auf der allgemeinchirurgischen Station, auf der ich drei Beobachtungen durchführte, zwei Zwei-Bett-Zimmer für Patienten mit Augenoperationen vorgesehen waren. Eine dieser drei Beobachtungen führte ich in einem dieser Patienten-Zimmer bei einer Patientin nach einer Augenoperation durch.

Bei den beobachteten Pflegenden handelte es sich um einen Zivildienstleistenden, vier Krankenpflegeschüler und fünf examinierte Pflegende. Jede Beobachtung wurde mit der Zustimmung der jeweils Betroffenen von mir fotografisch festgehalten und stellt eine alltägliche pflegerische Situation dar. Ein Nachteil dieser Vorgehensweise muß an dieser
Stelle genannt werden, denn die Beobachtungsphase wurde im gewissen
Sinne durch das Fotografieren gestört. Die Vorteile der gewonnenen Fotografien überwiegen jedoch im Vergleich zu den kurzen Störungen der
Beobachtungsphasen. Die Fotodokumentation hatte zum Beispiel den
Vorteil, daß ich mich bei der Auswertung der Beobachtungsbögen besser
in die Beobachtungssituation hineindenken konnte. Auch in Gesprächen
mit Pflegenden konnten anhand der Fotografien einige Probleme im Zusammenhang mit dem Essenreichen besser geklärt werden. Wie schon zu
Anfang erwähnt, sollen sie dem Leser dieser Arbeit eine bessere Vorstellung von den jeweils beschriebenen Situationen ermöglichen. Ich benutz-
te Schwarzweißfilme, da ich denke, daß dadurch die Aussagekraft dieser
Fotografien besser zum Vorschein kommt, während Farben den Betrach-
ter eher vom Wesentlichen ablenken könnten.

5 Analyse

Zur Analyse der Erhebungsdaten, die mir in Form von Texten vorlagen, benötigte ich ein Auswertungsverfahren. Mir war es beispielsweise nicht wichtig, wie oft Pflegende einem sterbenden Menschen
das Essen reichten, sondern eher das, was sie in dieser Situation dachten, wie sie handelten und was sie fühlten. Die entsprechenden pflegerischen Situationen, die mir in Textform vorlagen, versuchte ich in dieser Arbeit in einem zusammenhängenden Prozeß zu sehen und darzustellen. Dadurch wird dem Leser ermöglicht, sich in die Situation des
Pflegenden hineinzuversetzen und hineinzudenken. Um diesem Anspruch gerecht zu werden, bedarf es einer qualitativen Textanalyse.
Die Unterscheidung zwischen quantitativer und qualitativer Analyse
möchte ich nachfolgend aufzeigen:

> Sobald Zahlenbegriffe und deren Inbeziehungsetzen durch mathematische
> Operationen bei der Erhebung oder Auswertung verwendet werden, sei
> von quantitativer Analyse zu sprechen, in allen anderen Fällen von quali-
> tativer Analyse (Mayring 1983, 14).

Weidmann et al. (1974, 159) verstehen, grob gesprochen, unter einer qualitativen Analyse „das besonders aufmerksame und sensible

Lesen eines Textes unter bestimmten Gesichtspunkten". Auch könnten Textmerkmale trotz eines geringeren Vorkommens in ihrer Wichtigkeit von Bedeutung sein. Der große Umfang des zu lesenden Materials bringe jedoch Probleme mit sich. Aufmerksames und sorgfältiges Lesen des Forschers gewährleiste nicht, daß alles relevante Material erfaßt werde. Voreingenommenheit des Forschers könne ein weiteres Problem darstellen. So bestehe die Gefahr, daß er sich verstärkt Material merke, welches seinen eigenen Einstellungen entspreche und somit einen Text nicht völlig objektiv und systematisch analysiere.

Trotz der gerade genannten Nachteile zeigt sich ein starker Trend in Richtung der qualitativen Methode. Das vorzeitige Quantifizieren wird immer mehr kritisiert. Der Grund kann folgender sein: der Mensch steht nicht mehr im Mittelpunkt von Untersuchungen des beobachtbaren und meßbaren Verhaltens, sondern das Denken, Beurteilen von Situationen, das subjektive Einschätzen der Veränderbarkeiten von Situationen sowie kognitive Faktoren bei Motivation und Emotion. Häufig fehlt es jedoch an konkreten Techniken für qualitative Analysen (Mayring 1983, 8). Aus diesem Grund möchte ich hier exemplarisch ein mögliches Vorgehen bei einer Textanalyse vorstellen.

Textteile bilden Einheiten einer Inhaltsanalyse, an denen das Auftreten und die Ausprägungen von Variablen (Eigenschaften, Kategorien) untersucht werden können. Für jeden konkreten Fall muß eine Einheit definiert werden wie beispielsweise ein Wort, ein Satz, ein Abschnitt, eine ganzer Text. So könnte zum Beispiel die Ängstlichkeit eines psychiatrischen Patienten festgestellt werden, indem die angstbezogenen Worte, Sätze oder die Anzahl der Szenen, in denen ängstliche Personen vorkommen, gezählt werden. Vollständige und adäquate Definitionen von mehreren Kategorien sind notwendig für die Kodierung von Analyseinheiten. Beispielsweise kann jede Analyseinheit in „zeigt Unsicherheit" oder „zeigt keine Unsicherheit" eingeteilt werden. Eine weitere Möglichkeit wäre, daß jede Analyseinheit, die Wörter wie: „vielleicht", „möglicherweise", „ungewiß", enthält, in die Kategorie „zeigt Unsicherheit" eingestuft wird. Analyseeinheiten, die keines dieser Worte enthalten, werden der Kategorie „zeigt keine Unsicherheit" zugeordnet. Kategorien wie: „sehr unsicher", „unsicher", „weder unsicher noch sicher", „sicher" und „sehr sicher" sind weitere Möglichkeiten zur Bildung von Kategorien (Weidmann et al. 1974, 173–175).

Es gibt in der Literatur viele Hilfestellungen für die Analyse von qualifizierten Daten (Friedrichs 1990, 314–332; Alemann 1977, 112–133; Hopf und Weingarten 1984, 41–48; Kromrey 1980, 160–189). Es war jedoch zu befürchteten, daß für meine Studie bei ausschließlichem

Vorgehen nach einer dieser Methoden zu viele Informationen verloren gehen würden. Daher entschied ich mich für ein Vorgehen, das sich aus mehreren Ansätzen entwickelt. Im Rahmen meines Studiums hatte ich in einem Gruppenprojekt die Gelegenheit, meine entwickelte Analysemethode in einer Forschungsarbeit zum Thema 'Aggression und Gewalt in der Praxis der Pflege' im Studienfach Krankenpflegeforschung zu testen. Für meine Studie 'Essenreichen in der Pflege' modifizierte ich meine erste Analysemethode. Diese möchte ich hier verkürzt vorstellen.

Eine Grundvoraussetzung für diese Analysemethode (Analysemethode mit Hilfe von Farbetikettierung und Farbmarkierung) ist, daß der Benutzer weiß, nach welchen Kriterien er in seiner Arbeit suchen möchte. Diese Kriterien müssen in Form von Oberbegriffen vorher festgelegt werden. Jedem Oberbegriff wird jetzt eine unterschiedliche Farbe zugeordnet (Anhang 10), dabei sollte die Anzahl der Oberbegriffe zehn nicht überschreiten, um der Gefahr einer Unübersichtlichkeit zu entgehen. Zum Beispiel wählte ich in meiner Studie die Farbe Schwarz für den Oberbegriff 'Essenreichen bei Sterbenden'. Alles, was ich jetzt im Zusammenhang mit 'Essenreichen bei Sterbenden' in der Literatur, Beobachtungsberichten, Selbstberichten und Interviews gelesen hatte, markierte ich mit einem Stift in schwarer Farbe. Damit diese gekennzeichnete Stelle jetzt noch schneller gefunden werden konnte, klebte ich an den Blattrand, direkt neben dieser Aussage zum 'Essenreichen bei Sterbenden', ein schwarzes rundes Haftetikett mit einem Durchmesser von 12 mm, welches bis zur Hälfte am Blattrandes überstand (Abb. 12).

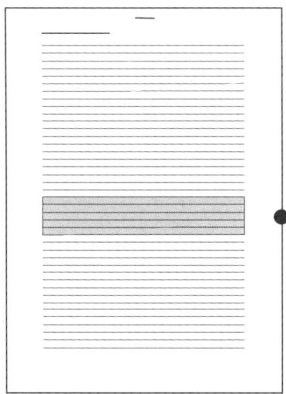

Abb. 12: Beispiel für Etikettierung und Markierungen von Textauszügen (Borker 1995).

Innerhalb kürzester Zeit konnte ich so Aussagen zum Themenbereich 'Essenreichen bei Sterbenden' finden. Ein weiterer Vorteil bestand darin, daß ich zu den jeweiligen markierten Textauszügen den Gesamtkontext unmittelbar vor mir hatte. Besonders vorteilhaft zeigte sich diese Methode bei der Auswertung der transkribierten Interviews, da es gerade hier wichtig war, die jeweils geschilderten Interviewaussagen in einem Gesamtkontext zu sehen. Für diese Art der explorativen Studie erwies sich die entwickelte Methode als ein sehr hilfreiches Instrument zur Analyse von Erhebungsdaten.

III Ergebnisse der Hauptuntersuchung

Leider war es nicht möglich, alle Ergebnisse dieser Studie darzustellen, besonders die der Interviews und der Beobachtungen. Nur alleine die Informationen aus den Beobachtungen hätten für eine komplette Forschungsarbeit in diesem Rahmen ausgereicht. Die vorhandenen Informationen werden schnell zu einer für den einzelnen unübersehbaren Informationsmenge, wenn er sich nicht einer entsprechenden Eingrenzung bedient. Daher habe ich eine Auswahl getroffen, die nach meiner Meinung in der Hauptuntersuchung dargestellt werden sollte.

Üblicherweise wird die relevante Literatur einer Studie am Anfang des Forschungsberichtes vor den Ergebnissen der Hauptuntersuchung dargestellt. Der Entschluß, die Literatur noch einmal direkt in der Darstellung der Ergebnisse heranzuziehen, beruht auf folgendem Gedanken: wo neue Erkenntnisse dieser Studie sichtbar wurden, stellte ich diese mit den vorhandenen Erkenntnissen aus der Literatur als integrierten Text dar. Durch diese integrierende Darstellung wird dem Leser ein unmittelbares und übersichtliches „Gesamtbild" von speziellen Aspekten der Pflege ermöglicht.

6 Ergebnisse der Befragungen und der Beobachtungen

Den Schwerpunkt meiner Studie bilden die Daten aus zehn Interviews, vier Selbstberichten, zehn nicht teilnehmenden Beobachtungen und zirka 80 Fotografien während des Essenreichens. Eine integrierende Darstellungsweise dieser Daten mit der vorhandenen Literatur erfolgt zu den jeweiligen Themen. Ein besonderes Merkmal lege ich auf die qualitative Aufführung der Ergebnisse, indem ich beispielsweise Interviewpassagen in ihren gesamten Kontext darstelle. So spiegelt das Gesagte in diesen zitierten Passagen unter anderem das Alltagswissen, die Deutungen, die Wahrnehmungen und die Handlungsabsichten der

Pflegenden wieder und nicht meine persönliche Meinung. Ziel dieser Arbeit soll unter anderem sein, dem Leser eine Wissensvermehrung über die für Pflegende alltägliche Situation des Essenreichens zu vermitteln.

6.1 Vorgehen der Pflegenden beim Essenreichen

Im folgenden Abschnitt möchte ich anhand der Ergebnisse aus den Befragungen und Beobachtungen die Häufigkeit des Essenreichens, die Auswahlkriterien dafür, welcher Pflegende das Essen reicht, die Vorbereitungen, Durchführungen und Nachbereitungen des Essenreichens darstellen.

Durchschnittlich reichte jeder Interviewpartner drei bis viermal wöchentlich dem pflegebedürftigen Patienten das Essen. Diese Zahlen spiegeln jedoch nur eine Tendenz wider. Wie mir die Interviewpartner berichteten, hängt die Häufigkeit des Essenreichens von verschiedenen Faktoren ab, unter anderem von der wöchentlichen Arbeitszeit der Pflegenden, der Funktion der Pflegenden auf Station und von der Anzahl der pflegeintensiven Patienten. Ein Interviewpartner schilderte, daß er zur Zeit halbtags arbeite und daher wöchentlich zwei- bis dreimal das Essen reiche. Zwei weitere Interviewpartner reichten auf Grund ihrer Funktion als Stationsleitung höchstens einmal pro Woche das Essen.

Eine im Interview gestellte Frage war folgende: „Nach welchen Kriterien entscheidet es sich, welcher Pflegende dem pflegebedürftigen Patienten das Essen reicht?" Mit dieser Frage sollte herausgefunden werden, ob das Essenreichen nach einem bestimmten System organisiert wird. Dabei fielen mir bei allen Interviews und Beobachtungen bestimmte Abhängigkeitsfaktoren auf. Der Faktor Zeit, die Gefahren für den Patienten und die Schwierigkeiten, die der Patient bei der Nahrungsaufnahme hat, spielten eine wesentliche Rolle bei der Entscheidung, welcher Pflegende mit welcher Qualifikation dem Patienten das Essen reichte. Mehrere Aussagen der Interviewpartner sollen noch einmal verdeutlichen, nach welchen Kriterien dies entschieden wurde.

Also, bei uns auf der Station ist es in der Regel so – weil Essenanreichen auch den Faktor Zeit beinhaltet –, daß primär Schüler den Patienten das Essen anreichen. Wir Examinierten übernehmen dann, nachdem wir abgewogen haben, was für Schwierigkeiten bei der Essensanreichung bestehen. Dann würde ich erstmal sagen: starke Schluckbeschwerden und

Patienten mit Aspirationsgefahr übernehmen ... Examinierte und sonst in der Regel übernehmen ... Schüler/Schülerinnen (Interview 1).

Bei uns ist das so, daß eine Absprache erfolgt, meistens unter den examinierten Pflegekräften, und meistens schicken die Schwestern oder Pfleger die Schüler oder Praktikanten zu den Patienten. ... Das wird meistens erst dann besprochen, wenn das Essen schon auf dem Tisch steht, oder wenn Küchenfrauen Bescheid sagen, daß da noch immer keiner ist zum Essenanreichen (Interview 3).

Ja, es ist so, daß du einen Bereich zugewiesen hast, daß du diesen Bereich voll zu versorgen hast. Wir arbeiten mit zwei Leuten, der eine macht Visite, der andere ist für die Pflege beziehungsweise für die Verbände zuständig. Das ist eigentlich so, wenn du die Pflege beziehungsweise die Verbände machst, daß du dann auch ... Essen anreichst. ... Es ist leider auch oft so, daß ... die Schüler dazu verdonnert werden. ... Eigentlich ist es so: wer am meisten Zeit hat, der macht das ... (Interview 4).

Erstmal haben wir Bereichspflege, das heißt, das macht vor allem derjenige, der diesen Bereich hat und ... wer also Zeit hat dafür ... und natürlich Kriterien, was das für ein Patient ist und ob man bestimmte Sachen berücksichtigen muß bei diesem Patienten. Wenn er zum Beispiel Schluckstörungen hat, muß natürlich eine examinierte Kraft ... hin, die das Essen reicht und wenn das ein Patient ist, wo das problemlos geht, kann das durchaus ein Schüler oder ein Praktikant anreichen (Interview 5).

Das entscheiden wir beziehungsweise die zuständige Pflegekraft und dann wird halt abgecheckt, ob sich der Patient vielleicht schnell verschluckt oder nicht. Von daher ist es dann abhängig, ob es die Angehörigen dann machen dürfen, oder ob ein Schüler das machen darf, oder ob das eine Examinierte besser machen sollte. Also von der Gefahr des Essenreichens her, davon ist das abhängig (Interview 6).

Bei fünf der zehn durchgeführten Beobachtungen wurde das Essen von Krankenpflegeschülern beziehungsweise einem Zivildienstleistenden gereicht. An dieser Stelle soll ein Fall aus meiner ersten Beobachtung aufzeigen, wie ein examinierter Pflegender das Essenreichen aus Zeitgründen kurzfristig an eine Schülerin des zweiten Ausbildungsjahres delegierte. So reichte diese Schülerin A. bei Herrn B., der erhebliche Schwierigkeiten bei der Nahrungsaufnahme hatte, das Essen.

Die Schülerin befand sich gerade in einem Patientenzimmer, als ihr mitgeteilt wurde, daß sie dem Herrn B. im Nachbarzimmer das Essen reichen solle. Das Essen war schon vom Küchenpersonal dieser Station in das Patientenzimmer gestellt worden. Die Vorbereitungen der Schülerin A. bestanden darin, daß sie das Bettkopfende des Herrn B. hochstellte und ihn nach seinem Appetit fragte. Herr B. war zur

Zeit der Beobachtung 82 Jahre alt und lag wegen eines Spontanpneumothorax und einer hochgradigen Kachexie stationär auf einer allgemeinchirurgischen Privatstation. Mehrere Faktoren erschwerten das Essenreichen bei Herrn B.. Müdigkeit und die fehlende Kraft in Armen und Händen verhinderten zur Zeit das kontinuierliche Halten des Eßbestecks. Außerdem war er durch einen venösen Zugang an seiner rechten Ellenbeuge in der Beweglichkeit eingeschränkt. Gleich zu Anfang des Essenreichens klagte Herr B. über starke Übelkeit mit Brechreiz und über Appetitlosigkeit (Abb. 13). Während des Essenreichens äußerte Herr B. immer wieder den Wunsch, nicht mehr zu essen. Die Schülerin ging auf Herrn B. ein und reichte mit seiner Zustimmung mit viel Einfühlungsvermögen etwa 1/10 des Puddings, sowie einige Schlucke Tee (Beobachtung 1).

Wie mir der Pflegende C. schilderte, delegierte er aus Zeitgründen das Essenreichen an die Krankenpflegeschülerin A., die sich im zweiten Ausbildungsjahr befand. Die erheblichen Schwierigkeiten des Herrn B. wie Übelkeit, Brechreiz und Appetitlosigkeit waren schon seit Tagen bekannt und spielten anscheinend keine Rolle für die Wahl der Qualifikation der Pflegenden.

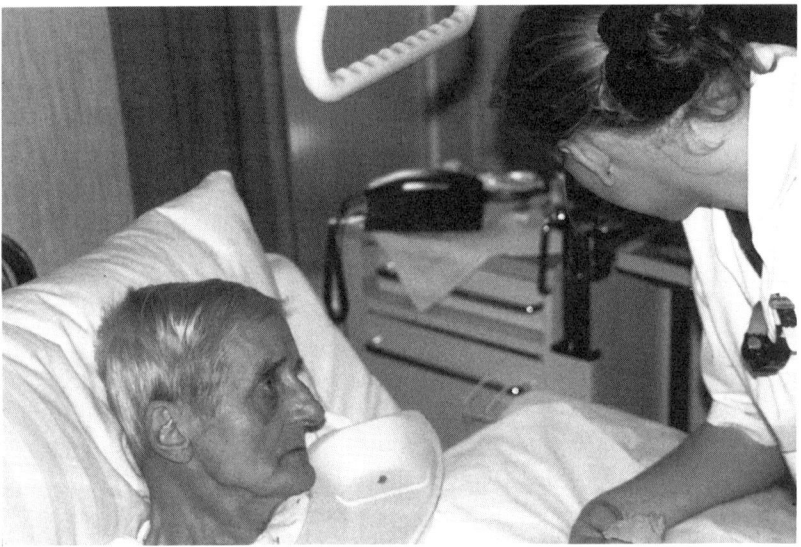

Abb. 13:   Herr B. klagt über Übelkeit, Brechreiz und Appetitlosigkeit (Borker 1994).

Auffallend bei meiner Analyse war, daß examinierte Pflegende besonders dann das Essenreichen übernahmen, wenn akute Gefahren für den Patienten bestanden, wie zum Beispiel die Gefahr der Aspiration. War hingegen das Essenreichen 'nur' schwierig, so erschien es mir, als sei die Qualifikation des jeweiligen Pflegenden ohne große Bedeutung. In diesem Zusammenhang möchte ich die achte Beobachtung aufzeigen, bei der die Krankenpflegeschülerin D. das Essen bei Frau E. reichte, die erhebliche Schwierigkeiten bei der Nahrungsaufnahme hatte.

Nach einem Schlaganfall lag Frau E. auf einer Station der Inneren Medizin. Im Moment war sie schläfrig, sehr verwirrt, desorientiert und sprach verwaschen. Zur Abendessenszeit bekam die Krankenpflegeschülerin D., die seit einem halben Jahr in der Krankenpflegeausbildung war, die Aufgabe, Frau E. das Essen zu reichen. Frau E. saß noch vom Nachmittag her in einem Sitzwagen vor einem ausgeklappten Nachtschränkchen mit einem Essenstablett, welches das Küchenpersonal ins Zimmer gestellt hatte. Schülerin D. saß an der rechten Seite der Frau E. und reichte ihr, soweit möglich, das Essen (Abb. 14 u. 15).

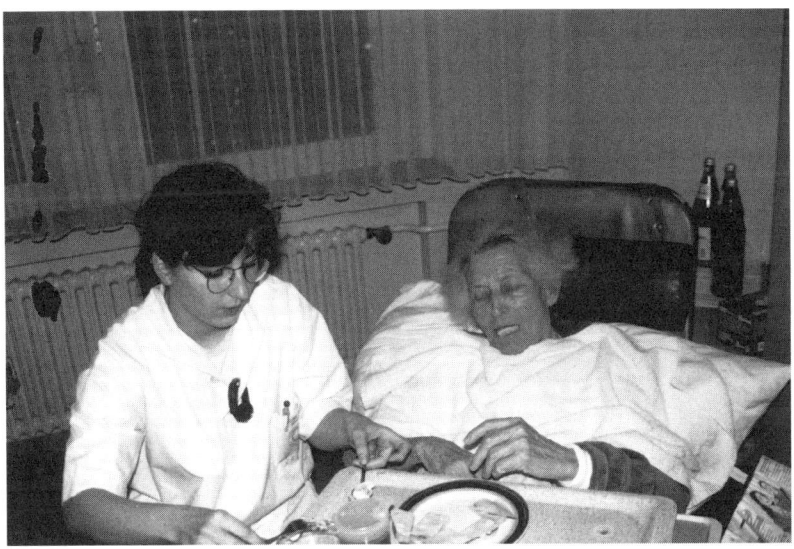

Abb. 14: Frau E. bekommt das Abendessen von Krankenpflegeschülerin D. gereicht (Borker 1995).

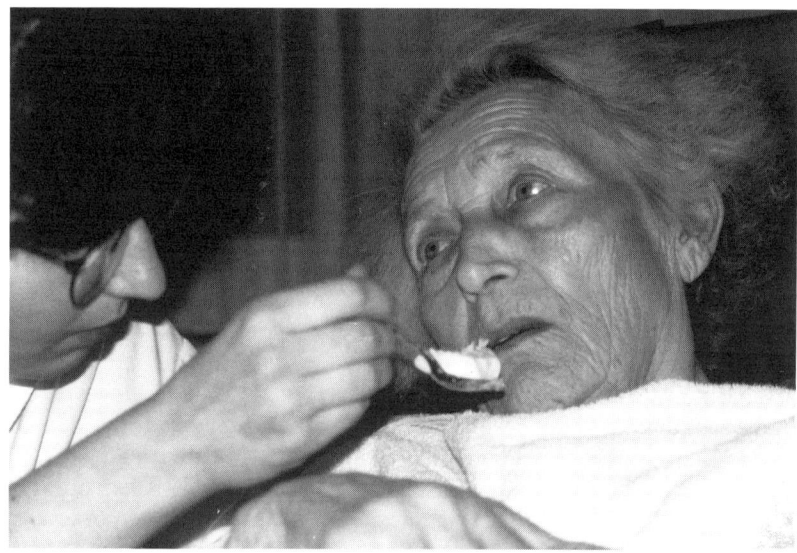

Abb. 15: Frau E. ist desorientiert (Borker 1995).

Da Frau E. zeitweise schläfrig, hochgradig verwirrt und desorientiert war, gestaltete sich das Essenreichen nicht einfach. Frau E. mußte immer wieder von Schülerin D. zum Schlucken aufgefordert werden. Schülerin D. unterbrach für zehn Minuten das Essenreichen bei Frau E., um bei Frau F. (die Nachbarpatientin von Frau E.) die Abendtabletten zu reichen. Auch Frau F. benötigte Hilfe beim Essenreichen. Das Anreichen der Abendtabletten gestaltete sich wiederum nicht einfach, da Frau F. die Einnahme der Medikamente zuerst verweigerte. Immer wieder schlief Frau E. während des Essenreichens ein (Abb. 16 u. 17).

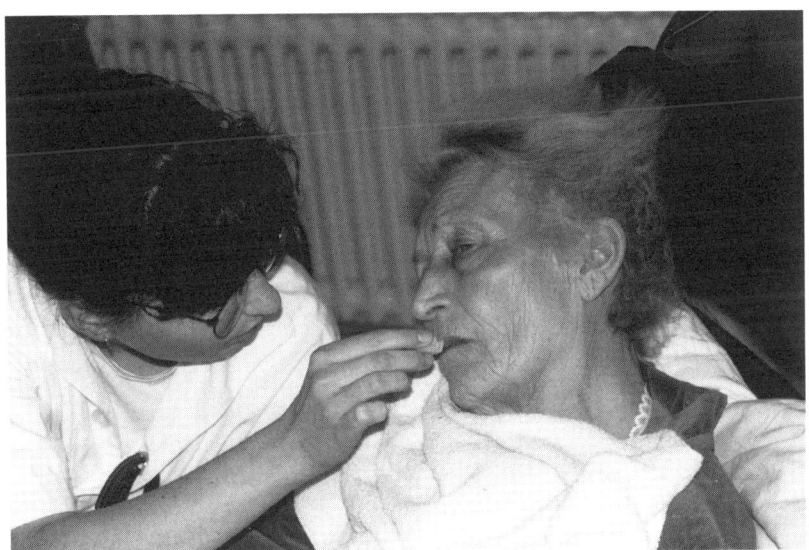

Abb. 16:   Frau E. ist zu müde zum Essen (Borker 1995).

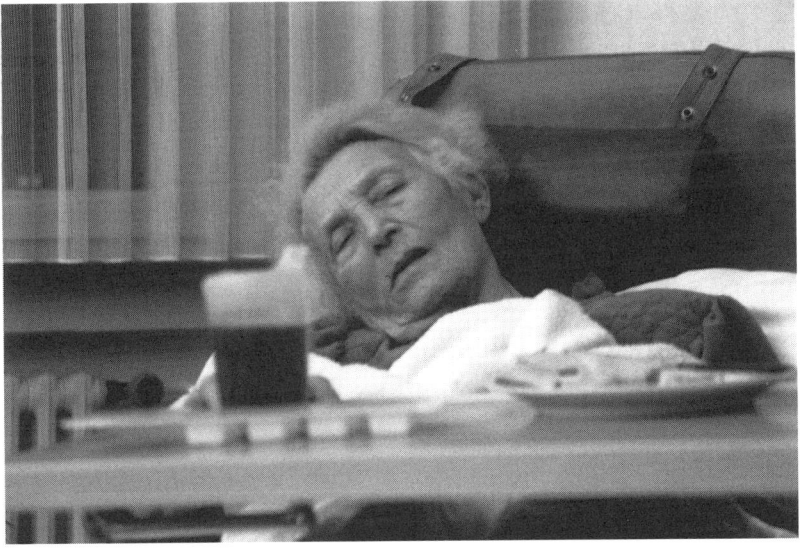

Abb. 17:   Frau E. ist während des Essenreichens eingeschlafen (Borker 1995).

Nach meiner Beobachtung befragte ich Schülerin D., was sie als Problem während des Essenreichens empfand. Folgende zwei Probleme wurden mir genannt:

- Die Kommunikation mit Frau E. war schwierig.
- Die Essenseingabe war schwierig, da Frau E. nicht richtig schluckte und verwirrt war.

Beide Beobachtungen machen deutlich, mit welchen Problemen Pflegende bei der Durchführung des Essenreichens konfrontiert sein können.

Die Vorbereitungen für das Essenreichen, die ich bei den Pflegenden beobachten konnte, sollen kurz genannt werden. Acht Patienten lagen während des Essenreichens im Bett. Fehlte beispielsweise dem Patienten die Kraft, seinen Oberkörper anzuheben, was bei fünf Patienten der Fall war, stellte der jeweilige Pflegende das Bettkopfende höher (im Winkel von zirka 40°–60°). In einem Fall klagte eine Patientin über Rückenschmerzen, so daß das Bettkopfende etwa in einem Winkel von 35° hochgestellt wurde. Um den Patienten im Bett zum Essenreichen günstiger zu lagern, wurde jeweils ein zweiter Pflegender zum Lagern zu Hilfe geholt. Drei Patienten hatten genügend Kraft, um aufrecht im Bett zu sitzen. Eine Patientin saß während des Essenanreichens im Sitzstuhl, in dem sie schon den Nachmittag verbracht hatte. Ein anderer Patient wurde vom Pflegenden zum Essenreichen auf einen Stuhl vor den ausgeklappten Tisch seines Nachtschränkchens gesetzt. In einem Fall erhielt der Patient Papiertücher, um seinen Mund abwischen zu können; bei allen Patienten waren eine Serviette oder ein Handtuch dem Patienten vorgelegt worden. Bei zwei Patienten, an deren Betten Bettgitter angebracht waren, wurden diese zum Essenreichen hinunter gelassen. Vier Pflegende saßen während des Essenreichens neben dem Patienten auf einem Stuhl oder hatten sich auf die Bettkante gesetzt. Weitere vier Pflegende reichten das Essen im Stehen. Eine Pflegende stand zu Anfang des Essenreichens und setzte sich später auf einen Stuhl neben den Patienten.

Das übliche Vorgehen des Essenreichens der Pflegenden, wie es mir in den Interviews beschrieben wurde, möchte ich exemplarisch an zwei Interviewauszügen aufzeigen.

> Zuerst gehe ich in das Zimmer, stell' das Tablett auf den Nachttisch und sage ..., was es zu Essen gibt. Dann gebe ich Informationen ... und ... fragen, wie es mit dem Hunger aussieht – ob er großen Hunger hat, oder

nicht – und weise ihn darauf hin – wenn er jetzt zum Beispiel das Essen erst verweigern will – daß er es zumindestens erstmal probieren soll. Ich meine, es sieht immer anders aus, als es schmeckt. Und dann lagere ich den Patienten richtig, damit er überhaupt das Essen dementsprechend zu sich nehmen kann. Im Liegen geht es schlechter als im Sitzen. Ich richte es ihm so hin, daß er das Essen auch selber sehen kann, und versuche ..., daß er das selber macht. Dann reiche ich ihm einen Löffel in die Hand und sage: versuchen Sie erstmal selber. Ich gucke mir das ... an wie es klappt, und wenn es nicht klappt, dann unterstütze ich ihnen eben damit, daß ich ihm das Essen anreiche (Interview 2).

Ja, erstmal gucke ich, was der Patient überhaupt essen kann: ob Breikost, ob Vollkost, oder sonstiges. Ja, dann ... portioniere ich das, dann gehe ich mit dem Tablett ins Zimmer, lagere den Patienten, weil: meistens ist es ja auch so, daß diese Patienten auch gelagert werden. Also lagere ich ihn auf den Rücken, stell' das Bett hoch. Ich brauche meistens zwei Pflegekräfte dazu, weil ich den Patienten ja hochziehen muß. Ja, und dann ... informiere ich den Patienten, was ich nun vorhab' und was es gibt und frage ihn, was er gerne möchte. Gut, wenn nichts darauf ist, was er gerne möchte, versuche ich das möglichst zu kriegen, was er gerne möchte. Wenn's nicht möglich ist, versuche ich irgendwie was anderes, zum Beispiel Joghurt oder Milchsuppe, Brühe etc. zu besorgen. Gut, dann – ja, entweder setze ich mich aufs Bett, was vom Hygienischen zwar nicht ganz so toll ist, aber ich finde es einfach persönlicher, oder ich hole mir einen Stuhl und pumpe das Bett runter, damit ich auf einer Höhe mit dem Patienten ... sitze (Interview 4).

Auffallend war vor allem, daß mir alle Interviewpartner bei der Schilderung der üblichen Vorgehensweise des Essenreichens nur sehr wenig über die Nachbereitungen berichteten. In einem Fall nannte ein Interviewpartner mir als Nachbereitung die korrekte Lagerung des Patienten, die Reinigung der Zahnprothese und die anschließende Mundpflege. Auf meine Frage hin, ob er dieses in der pflegerischen Praxis auch umsetzen würde, antwortete dieser Interviewpartner folgendes:

Es ist eher nicht so, daß man sich da genügend Zeit nimmt. Ich würde schon sagen, daß man diese Sachen im Hinterkopf hat, aber oftmals wird durch den Zeitdruck das doch nicht so gehandhabt, wie es sein müßte (Interview 1).

Als weitere Nachbereitung wurde mir in einem Interview das anschließende Reinigen der Hände und des Mundes des Patienten mit einen feuchten Waschlappen geschildert. Weiterhin wurde mir in zwei Fällen die anschließende Dokumentation nach dem Essenreichen genannt. Hier wurde mir beschrieben, wann eine Dokumentation im Pflegeplan (Anhang 11) und wann in der Pflegedokumentation[10] (Anhang 12) notwendig war.

> Also, wenn es jetzt bei dem Patienten wichtig ist, ob er was gegessen hat
> und wieviel, dann trage ich das auf alle Fälle ein, wenn er normal gut wie
> immer ißt und das auch kein Problem ist, dann trage ich das auch nicht ein.
> *Wann ist es wichtig, daß es eingetragen werden soll?*
> Ja, wenn der Patient wenig ißt – selten ißt. Also was auf alle Fälle eingetragen
> wird, daß ich Essen angereicht habe, das steht im Pflegeplan drin. Das
> muß ich dann auch abhaken. In der Pflegedokumentation nur, wenn's nötig
> ist (Interview 6).

Während meiner zehn Beobachtungen habe ich als Nachbereitung folgendes
beobachten können: die jeweiligen Patienten wurden, falls notwendig,
anschließend immer von einem beziehungsweise zwei Pflegenden
gelagert. Das Essenstablett wurde vom Pflegenden, der das Essen
gereicht hatte, aus dem Patientenzimmer herausgenommen, falls es
nicht schon vom Küchenpersonal herausgetragen worden war. Der Arbeitsplatz,
also das Patientenzimmer, wurde vom Pflegenden aufgeräumt.
Weiterhin beobachtete ich, daß ein Getränk, meistens im Schnabelbecher,
ein Joghurt oder Pudding mit einem Teelöffel sowie eine Flasche
Wasser am Patientenbett belassen wurden.

6.2 Beliebtheit des Essenreichens bei den Pflegenden

Wie beliebt ist das Essenreichen bei den Pflegenden? Diese Frage
möchte ich anhand der Aussagen aus den Interviews verdeutlichen.
Ich stellte meinen Interviewpartnern die Frage, ob sie Patienten gerne
das Essen reichen. Sehr unterschiedliche Antworten wurden mir darauf
gegeben:

> Ja, dann habe ich wenigstens mal Zeit für den Patienten (Interview 10).

> Ja, ich reiche Essen gerne an, weil ich da ... den Kontakt zum Patienten
> am besten aufbauen kann. Weil ich Ruhe ... und Zeit habe. Und ... du bist
> dem Patienten ja irgendwie sehr nahe, weil er mir direkt gegenüber sitzt.
> Du hast die Möglichkeit, dich auf eine Ebene mit dem Patienten zu stellen,
> das ist mal ganz außen vor, vor der eigentlichen Krankheit ... Ich finde
> das eigentlich schön, du kannst dich ja eigentlich mit dem Patienten
> unterhalten. Weil die mehr Zeit brauchen, um überhaupt zu essen. Ja und
> du kannst das ja nicht immer so löffelweise geben, sondern mußt auch ein
> bißchen warten, und ich lasse mir da auch wirklich Zeit bei ... Wenn ich

---

[10] Der Pflegeplan und die Pflegedokumentation (auch Pflegebericht genannt) stammen aus dem
Krankenhaus, in dem diese Interviewpartnerin arbeitete.

Essen anreiche, dauert das auch gut 20 Minuten bis zu einer halben Stunde (Interview 4).

Ja, das mache ich an sich sehr gerne. Das kann ich jetzt wirklich ehrlich auch sagen, ... ich bin jetzt wirklich nicht so eine, die das ... gerne ... abgibt. ... Es sei denn, daß ich ... bei einem und dem selben Patienten jeden Tag und zu jeder Mahlzeit ... hin muß. Das würde ich irgendwann ein bißchen langweilig finden (Interview 5).

Ja, doch, mache ich ... ganz gerne. ... Der Kontakt zu dem Patienten ist dann ... unheimlich nah und ... man hat dann Zeit, sich zu unterhalten. Doch, ich mag das ganz gerne! ... Wenn der Patient noch sprechen kann, dann unterhält man sich eigentlich immer und so erfährt man viel von dem Patienten, wo man sonst vielleicht keine Zeit hätte (Interview 7).

Einige Interviewpartner reichen das Essen dann gerne an, wenn sie genügend Zeit dazu hätten.

... wenn die Zeit da ist, und ich mir die Zeit dafür nehmen kann, dann mache ich das ganz gerne, denn dann kann ich dem Patienten auch das Gefühl geben, daß sie nicht alleine sind. Daß man ein bißchen Zeit für sie hat. Ist es natürlich alles hopla-hop, dann mache ich es ungern. Weil, dann ist es nur sozusagen – ihm das reinschieben müssen – es geht manchmal ja nicht anders. Aber wenn es geht, dann habe ich mir schon die Zeit genommen (Interview 8).

Wenn ich weiß, daß ich genügend Zeit habe – in der Regel ja. Ich finde, daß das eine ganz schöne Arbeitsform ist, zumal jetzt nicht nur das Essenanreichen ansteht, sondern ... vieles mehr eine Rolle spielt: wie zum Beispiel, daß man da natürlich auch noch eine persönlichere und tiefere Beziehung aufbaut zum Patienten. ... Von daher ist es nicht nur der Faktor, daß der Patient Nahrung zu sich nimmt. Ich denke, beim einzelnen Anreichen spielen noch andere Aspekte eine wesentliche Rolle: zum Beispiel, daß man sich mit dem Patienten austauschen kann während des Essens, und daß sich während des Essenanreichens die Möglichkeit bietet, den Patienten über einen längeren Zeitraum zu beobachten (Interview 1).

Wenn ich die Zeit dazu habe, ja. ...Wenn ich einen Bereich habe und ... diesen Patienten intensiv kenne, kann ich an ihm auch eine Entwicklung feststellen und dadurch eine Bestätigung auf das eigentliche Handeln bekommen (Interview 9).

Von folgenden Faktoren machte ein Interviewpartner abhängig, wann er das Essen gern oder ungern reichte:

Es ist ... sehr unterschiedlich. Es kommt darauf an, wie gut die Patienten essen, ... kauen ... und schlucken können, wie zügig Patienten essen können ... und wieviel Zeit ich selber habe. Ich denke, das ist das Ausschlaggebende von allen. Wenn ich viel Zeit habe, ist es mir egal, wie langsam ein Patient ißt. Aber es ist ... oft ... ein Zeitdruck da und dann tue ich es ... nicht so gerne (Interview 3).

Zwei Interviewpartner reichten aus unterschiedlichen Gründen das Essen ungern an. Auch diese beiden Interviewaussagen möchte ich an dieser Stelle aufzeigen:

> Ich mach's nicht so gerne, weil ich immer von dem Patienten ausgehe und denke, daß die Patienten ... sich ... nicht wohl fühlen. Das merkt man schon, ... daß sie eben nicht gewohnt sind, ... sich das Essen anreichen zu lassen. ... In der Schule haben wir das schon gemacht, das ist wirklich ein komisches Gefühl, weil jeder andere Gewohnheiten hat, das Essen zu sich zu nehmen. ... Also Hilflosigkeit wird da deutlich, und das haben die Patienten nicht so gerne. Es gibt auch Patienten, die sich bedienen lassen wollen, das ist ganz klar, das ist aber eine Ausnahme, ... generell mache ich das nicht so gerne (Interview 2).

> Nein, ... weil es manchmal eine sehr langwierige Sache ist, und ich finde es manchmal schon ziemlich nervig, wenn du bei jedem Löffel zureden mußt, ...daß der Patient überhaupt was ißt. Es dauert einfach sehr, sehr lange, und deswegen mache ich das nicht sehr gerne (Interview 6).

Ich denke, daß die oben genannten Aussagen der Interviewpartner keiner Kommentierung bedürfen. Es zeigte sich auf jeden Fall, daß die Gründe sehr vielschichtig sind, warum und wann Essen gerne beziehungsweise nicht gerne gereicht wird.

6.3 Essenreichen bei einem Sterbenden

Das Essenreichen bei einem sterbenden Patienten ist ein in der Fachliteratur kaum beachtetes Thema. Zum Thema „Sterben" sind nur wenige Beiträge zu finden. So stellten die Mitarbeiter des Kuratoriums Deutsche Altershilfe (KDA) in einer Literaturanalyse von zehn Pflegefachzeitschriften fest, daß 191 Beiträge in einem Zeitraum von 1977 bis 1991 zum Thema „Sterben" erschienen sind:

> Ihre AutorInnen beschäftigen sich mit der Hospizbewegung, dem Tod aus kirchlicher Sicht (z.B. Krankensalbung), Euthanasie, Sterbehilfe, Suizid, Sterbebeistand, seelische Aspekte aus der Sicht des Pflegepersonals, Wahrheit am Krankenbett, Umgang mit den Angehörigen usw. Inhaltlicher Schwerpunkt der Beiträge ist meist eine grundsätzliche Auseinandersetzung mit dem Thema „Tod". Die Pflege sterbender Menschen wird seltener thematisiert. Pflegepraktische Aspekte kommen selten vor, als ob es ungebührlich wäre, im Zusammenhang mit Sterben und Tod über Pflegemaßnahmen zu diskutieren (Sowinski und Köster 1993, 22–23).

In der Studie 'das Saugverhalten zweier Patientinnen im Endstadium der Alzheimerschen Demenz' wurde folgende Frage aufgeworfen: welche Ernährungsalternativen bieten sich im Endstadium der Demenz? Es wurde festgestellt, daß es nur sehr wenige Ernährungsalternativen gibt:

> Dem Pflegepersonal kann sich das Problem stellen, ob das Einlöffeln erzwungen werden, ob der Patient via Magensonde oder durch intravenöse/subkutane Infusionen ernährt werden soll, oder ob man den Patienten ohne Nahrung und Flüssigkeit sterben lassen soll (Asplund et al. 1993, 129).

Die Problematik des Essenreichens bei Sterbenden bedarf einer genaueren Betrachtung. Daher soll anhand mehrerer Interviewaussagen diese Thematik ausführlicher dargestellt werden. Es kam mir bei der Befragung besonders auf das Fühlen, Denken und Handeln der Pflegenden an, wenn sie Sterbenden das Essen reichen. Außerdem wollte ich herausfinden, in welchen Situationen Gewissenskonflikte auftreten und ob Pflegende in bestimmten Situationen von Schuldgefühlen geplagt werden.

Die folgenden Interviewauszüge werden aus folgenden Gründen ungekürzt wiedergegeben: eine verkürzte Darstellung bringt die Gefahr einer zu schnellen Beurteilung der jeweils geschilderten Situation. Außerdem sollen meine Interviewpartner die Gelegenheit haben, sich zum Essenreichen bei Sterbenden im Gesamtkontext zu äußern. Dem Leser wird ermöglicht, sich ein besseres Bild von den Aussagen der Interviewten zu machen. Er kann sich außerdem besser in die jeweils geschilderten Situationen hineindenken.

> ... ich kann mich an mehrere Patienten erinnern, ... von denen ich ... wußte, daß sie in den nächsten Tagen sterben können. Wenn ich von denen ausgehe, an die kann ich mich ... erinnern ... Wenn die zu Essen haben wollten, die haben von mir bekommen, was sie gerne möchten, soviel wie sie möchten. Ich habe denen das nicht aufgedrängt. Ich habe dann auch ... keinen Wert darauf gelegt, irgendwelche großen Mengen rein zu kriegen, auch im Bewußtsein, daß das im Grunde nicht genug ist. Ich habe mich einfach nach den Bedürfnissen des Patienten gerichtet. Und wenn's objektiv nicht genug war, dann war es mir trotzdem recht, weil ich denke, daß damit ... dem Patienten ... das gegeben wurde, was er in dem Moment einfach noch brauchte.
> *Was hast Du ... dabei gefühlt, wenn Du einem sterbenden Patienten das Essen gereicht hast?*
> Ja, ... eine Genugtuung, daß ich dem Patienten in dem Moment, in der Situation genau das gegeben habe, was er brauchte.

Du machst Unterschiede zwischen sterbenden Patienten und Patienten, die ganz 'normal' auf Station liegen und das Essen gereicht bekommen ... ? ... Unterschiede dahingehend, wenn ich wirklich genau weiß, daß dieser Patient stirbt ... in den nächsten ...tagen, so daß auch von medizinischer Seite zum Beispiel Medikamente abgesetzt worden sind oder die Ernährung, die parenteral bisher gelaufen ist, total reduziert wurde, so daß er oral noch ein bißchen aufnehmen kann, wenn er das denn will, mache ich dahingehend Unterschiede, daß die Aussicht, daß er weiterlebt, nicht da ist. Wo hingegen beim Patienten, der wirklich noch eine Perspektive hat weiterzuleben, auch ein anderes Ziel dahinter steckt. Ihn einfach wieder gesund zu machen, ihn auch entsprechend zu ernähren. Beim Sterbenden geht es mir weniger darum, ihm genug Kalorien zuzufügen, sondern einfach sein ganz subjektives Bedürfnis zu befriedigen. Wenn er essen will, soll er essen, wenn er trinken will, soll er trinken, wieviel ist in dem Moment dann wirklich egal und was (Interview 9).

Der nächste Interviewausschnitt macht sehr deutlich, in welchen Konflikt Pflegende geraten können. So schilderte mir ein Interviewpartner folgenden Konflikt: Auf der einen Seite steht die Aufgabe des Pflegenden, das Leben des Menschen zu erhalten, und auf der anderen Seite wird versucht, den Willen des Patienten, sterben zu dürfen, zu respektieren:

Was mir so dabei in den Sinn kommt, daß ich einen Patienten hatte, dem ich ... zu essen geben wollte und ich gemerkt habe, daß dieser Patient einfach sterben wollte und nicht mehr essen wollte. ... Ich hatte das Gefühl, ich müßte ihm das eigentlich lassen, oder sagen, gut, okay, du brauchst nicht essen, wenn du nicht möchtest, und ich kann das akzeptieren, wenn du sterben möchtest. Aber andererseits auch wieder diese Empfindungen: ja, ich bin dafür da, um Leben zu erhalten, ... und dann doch ... diese Pflicht, ihm das Essen geben zu müssen. Wobei ich letztendlich, wo es total abgelehnt wird, dann auch nicht's mehr gebe. Aber es sind schon zwiespältige Gefühle, die da aufkommen.
Kannst Du diese zwiespältigen Gefühle etwas näher beschreiben ...?
Ja, irgendwie das Gefühl, ich kann es verstehen, den Patienten gehen zu lassen. Das kann ich verstehen und nachempfinden, und ich würde das für mich selber eigentlich auch haben wollen. Wenn ich sage, ich möchte nicht mehr. Und andersrum eben dieses Pflichtgefühl, was einem auch so – naja – so beigebracht worden ist. Man muß dafür sorgen, daß der Patient eben weiter Essen kriegt, um zu überleben. Das sind so ganz zwiespältige Gefühle (Interview 8).

Nachfolgend sollen Gefühle, wie Mitleid mit einem sterbenden Patienten oder die Versuche, dem Sterbenden alle möglichen Wünsche noch zu erfüllen, aufgezeigt werden. Außerdem soll deutlich werden, daß der

Pflegende das Erlebte nicht einfach nach dem Arbeitsende ablegen kann:

> Ja, da denkt man auch: wer weiß, wie lange dieser Patient noch bei uns ist? Vielleicht ist er heute abend schon nicht mehr bei uns. Also das fühlt man da irgendwo. ... Man versucht es sich nicht anmerken zu lassen und ... einfühlsam zu sein. .... Ein bißchen Mitgefühl ist da jetzt bei, ich weiß nicht ob die Patienten das jetzt merken. ... Man versucht, noch mehr auf diese Patienten einzugehen und es ihnen so angenehm macht, wie sie es halt wünschen.
>
> *Kannst Du ... Beispiele nennen, wie das Einfühlungsvermögen bei Dir aussieht?*
>
> Bei einem Sterbenden, da versuchen wir wirklich alles Mögliche für denjenigen ranzuholen. Bei jemand anderem würde man das nicht so ganz einsehen, wenn der sagt, ich möchte ein Gläschen Rotwein dazu trinken. Dann würde man ... denken – hoppla – wir sind aber kein Hotel ... Im Groben versuchen wir schon die Wünsche zu erfüllen, aber wenn es ein Sterbender wäre, da versucht man wirklich alles Mögliche. ... Ich kann mich an Patienten erinnern, die haben gerne mal einen Cognac getrunken, oder auch mal ein Gläschen Sekt, oder so. Ja, das macht man dann irgendwie. ... Mitleid spielt ... eine Rolle. Das ist irgendwie ganz klar. Komisches Wort, Mitleid.
>
> *Mitleid, Trauer, das spielt sicher eine bestimmte Rolle, auch bei den Pflegekräften. Empfindest Du ... Trauer während des Essenreichens?*
>
> Manchmal schon, doch. ... Ja, also es ist so, daß einen das doch irgendwie begleitet. Zum Beispiel auf der Rückfahrt nach Hause, daß die Gedanken wieder kommen, oder ... daß man das... zu Hause noch mal bespricht und die Situation erklärt. Meinem Mann, dem sage ich dann auch, heute hatten wir jemanden, vielleicht ist der morgen nicht mehr bei uns; seine arme Frau und dann die Familienverhältnisse. Das kommt ja alles zusammen. Man lernt ja nicht nur den Patienten kennen, sondern auch das Umfeld der Patienten. Also mich nimmt das schon manchmal mit, muß ich wirklich sagen. Das nimmt mich mit (Interview 7).

Die Angst der Pflegenden, selber einmal in die Situation des Patienten zu kommen, ist mir von mehreren Interviewpartnern geschildert worden. Mit dem folgendem Interview möchte ich die Angst dieses Interviewpartners vor Abhängigkeit veranschaulichen:

> Mir gehen dann immer allgemein viele Gedanken durch den Kopf, über den Patienten halt. Allgemein, wie schlecht es ihm geht, ... daß ich hoffentlich selber nie in diese Situation komme, daß ich gefüttert werden muß, daß ich nichts mehr alleine kann (Interview 6).

Eine Interviewpartnerin schilderte mir, wie sie einer sterbenden Patientin einen Schokoladenpudding gereicht hatte, weil es die Lieblingsspeise dieser Patientin war. Im folgenden Interview werden die zwiespälti-

gen Gefühle der Pflegenden deutlich, wie: auf der einen Seite will sie
noch etwas Gutes für die Patientin tun, während sie andererseits be-
fürchtet, mit dem baldigen Tod dieser Patientin konfrontiert zu sein.

> Ja, ... das war ... ein Schokoladenpudding, das weiß ich ... noch zufällig ...
> Was ich in dem Moment gedacht habe, daß das die letzte Mahlzeit sein
> könnte, die ich dem Patienten reiche. ... Das war eine Patientin, die un-
> heimlich gerne Schokoladenpudding mochte. ... Da habe ich ... gedacht
> ..., daß das vielleicht ... der letzte Pudding sein wird, den ich ihr gegeben
> habe.
> *Warst Du traurig ...?*
> Ja, doch. Darüber war ich schon traurig. Aber irgendwie auch wieder
> froh, daß ich ihr vor dem Tod noch ihren Lieblingspudding reichen
> konnte. ... Daß ich ... noch was Gutes tun konnte, kurz vor ihrem Tod
> (Interview 5).

Gefühle von Enttäuschung und Hilflosigkeit sowie den Umgang mit
Trauer und Tod schilderte mir eine Interviewpartnerin wie folgt:

> Man ist schon so'n bißchen enttäuscht, oder man ist hilflos. ... Dann ist
> man so ziemlich am Ende mit seinem ABC. Dann kann man denjenigen
> vielleicht noch ein bißchen waschen, ... pflegen und lagern. Aber man hat
> ... immer das Gefühl, man muß jemandem was geben oder zukommen
> lassen. Und das fällt dann weg. Das ist wahrscheinlich mein eigener
> Knacks, aber es ist schon enttäuschend – irgendwie.
> *Sprichst Du mit Kollegen darüber, wenn Du traurig bist?*
> Ja, doch.
> *Was sagen die dazu?*
> Die können das nachvollziehen. Also, zumindestens einige Kollegen.
> Nicht mit allen Kollegen würde ich darüber reden, aber mit denen ich dar-
> über rede, die können es nachvollziehen und erzählen mir auch von sich.
> ... Oder es ist einfach auch so, wenn mich jemand mal tröstet, wenn je-
> mand verstirbt, dann heule ich auch ... mal. Das passiert mir durchaus,
> und dann, wenn da jemand ... ist, der mich bißchen tröstet und einfach da
> ist und ich weiß, der oder diejenige kann das nachvollziehen, ohne große
> Worte zu machen, ist das schon gut (Interview 3).

Besonders im folgenden Fall ist es sehr wichtig, den gesamten Kontext
der Interviewpartner darzustellen, um deutlich zu machen, mit welchen
Problemen Pflegende konfrontiert sein können. Eine Pflegende schilderte mir eine Situation, die sie während ihrer Krankenpflegeausbildung
vor zirka drei Jahren erlebt hatte. Ein Patient, dem üblicherweise das
Essen gereicht wurde, erhielt sein Essenstablett. Die Krankenpflegeschülerin stellte jedoch fest, daß er an diesem Tag selber in der Lage
war, das Essen zu sich zu nehmen. Aus diesem Grund ging die Schülerin aus dem Patientenzimmer, um einer anderen Arbeit nachzugehen.

Nach einigen Minuten betrat sie dieses Zimmer wieder, um nach dem Patienten zu schauen. Der Patient hatte in der kurzen Abwesenheit der Schülerin Essensteile aspiriert und war erstickt.

Mit welchen Problemen war diese Pflegende konfrontiert? Wie versuchte sie diese Situation zu verarbeiten? Wie reagierten Kollegen? Welche Gefühle hatte die Krankenpflegeschülerin? Mit wem konnte sie darüber sprechen? Dieses sind Fragen, die ich mit Hilfe eines längeren Ausschnitten aus dem Interview mit dieser Pflegenden klären möchte:

Kannst Du Dich an eine bestimmte Situation erinnern, wo Du einem Sterbenden ... das Essen gereicht hast? ...
Ja, es war ... ziemlich derbe. Dem Patienten ging es ... akut nicht so schlecht. ... Dem wurde also das Essen gereicht, zum Teil konnte er das auch selber ... – da fing er ... an, das selber zu machen (der Patient begann ohne Hilfe das Essen zu sich zu nehmen, Verf.). Da bin ich ... weggegangen. Dann bin ich nach zehn Minuten oder nach einer halben Stunde, ich weiß es nicht, wieder reingegangen, und dann hatte er aspiriert und war ... erstickt. Das war wirklich nicht gerade so schön, dann machst du dir ... Schuldvorwürfe. Obwohl jeder so gehandelt hätte – klar. Aber das war schon ein ganz derbes Erlebnis.
Wann war das?
Das ist lange her, vor drei Jahren.
In Deiner Ausbildung?
Ja, genau.
Was haben Deine Kollegen gesagt?
... Die haben einfach gesagt, ich sollte mir nichts daraus machen. ... Die haben das einfach gut verdrängt. Ich hatte also keinen Ansprechpartner, wo ich da jetzt mit sprechen konnte. ... Wenn, dann hätte das auch sofort und gleich geschehen müssen, und das war einfach nicht.
Hast Du hinterher noch mit jemandem darüber sprechen können?
Nein, habe ich nicht, weil ich für mich selber versucht habe, das zu verdrängen.
Weil ich mir eben ... eingeredet ... habe, daß es nicht meine Schuld alleine ist, daß er nun verstorben ist.
Haben die Angehörigen was dazu gesagt oder Fragen gestellt?
... Klar, die haben natürlich gefragt, wie das passieren konnte.
Was hast Du darauf gesagt?
Ja, die haben mit einem Arzt gesprochen. Die haben mich ... nicht angesprochen, weil ich ... Schülerin war. Wenn ich jetzt ausgebildet gewesen wäre, hätten sie mich mit Sicherheit auch angesprochen. Die haben mit dem Arzt gesprochen ...
Hast Du noch Schuldgefühle ...?
Manchmal ja.
Wenn Du jetzt das Essen reichst, denkst Du manchmal oder jedesmal daran?

Nein, jedesmal nicht, aber manchmal schon.
Hast Du auch 'Gewissensbisse'?
Nein, jetzt nicht mehr.
Wie lange hattest Du 'Gewissensbisse'?
Ziemlich lange, weiß ich nicht mehr genau, aber ziemlich lange.
Wie bist Du darüber weggekommen?
Ja, wie bin ich darüber weggekommen? ... Ich habe ... mit keinem darüber geredet, höchstens mit ein paar Schulkollegen. ... Dann habe ich mir immer wieder versucht einzureden, daß dies wirklich nicht meine Schuld ist, weil ich nun gerade die Betreffende war, die das Tablett kriegte. ... Wenn das jetzt ein anderer gewesen wäre, dann wäre es dem anderen genauso passiert. ...
Also, ... Du hast mit Schülern darüber gesprochen und dann irgendwann kamst Du Jahre später darüber weg?
... Nein, so lange nicht. Nein nein, halbes Jahr, Jahr vielleicht. Man denkt da ... immer mal wieder dran, aber Gewissensbisse, so direkt – daß ich mir da immer wieder Schuld einrede – mache ich einfach nicht ... – kann ich auch nicht, dann würde ich mich damit kaputtmachen. Es gibt immer eine Situation, wo du denkst, du bist dran schuld.
Ist es jetzt das erste Mal, daß Du wieder darüber sprichst?
Ja.
Und das rührt im Moment an die Gefühle?
Ja (Interview 4).

An dieser Stelle war für mich eine Grenze erreicht, nicht näher auf diese Situation einzugehen. Ich wechselte das Thema, da ich das Gefühl hatte, zu starke Emotionen bei meiner Interviewpartnerin auszulösen. Ich empfand Hilflosigkeit und ein starkes Mitgefühl für meine Gesprächspartnerin. Dieses Interview zeigt auch noch einmal deutlich, wieviel Vertrauen mir gegenüber geschenkt wurde und mit welcher Offenheit die Pflegenden meine Fragen beantworteten.

6.4 Verweigerung der Nahrungsaufnahme

Verweigert ein Patient die Nahrungsaufnahme, ergeben sich für die Pflegenden häufig enorme Probleme in dieser konkreten Pflegesituation. Wie schon im vorherigen Abschnitt deutlich wurde, können die Pflegenden in viele Konflikte geraten, wenn der Patient zum Beispiel nicht mehr essen möchte, da er den Wunsch hat zu sterben. Der Pflegende wird mit grundlegenden Fragen konfrontiert: sollen Pflegende das 'Einlöffeln' von Nahrung erzwingen? Sollen sie trotz des medizinischen Fortschritts der künstlichen Ernährung den Patienten ohne

Nahrung und Flüssigkeit sterben lassen? Wo liegen hier die ethisch vertretbaren Grenzen?

Die Problematik der Essensverweigerung ist komplex, und aus diesem Grund erscheint es sinnvoll, die Ergebnisse meiner Studie zu diesem Thema in Verbindung mit Aussagen aus der Fachliteratur darzustellen.

Die künstliche Ernährung, das heißt also die Ernährung mit Hilfe eines enteralen oder eines parenteralen Zugangs, möchte ich in dieser Studie nicht behandeln. Bevor eine künstlichen Ernährung vom Arzt angeordnet wird, sollten Pflegende nichts unversucht lassen, die eigenen Reserven und die des Patienten vollständig zu nutzen. Daher sollte diese Ernährungsform einer der letzten Schritte sein, dem Pflegende zustimmen dürfen. Dieses erfordert jedoch, daß Pflegende sich intensiv mit der Problematik des Essenreichens beschäftigen und das vorhandene Wissen in vollem Umfang einsetzen. Für den interessierten Leser ist eine Quellenangabe im Literaturverzeichnis zum Thema 'künstliche Ernährung' enthalten (Roper et al. 1993, 336 ff, Fulmer und Walker 1994, 126 ff, Juchli 1994, 256 ff, Brunen und Herold et al. 1995, 242 ff).

Die Ursachen der Nahrungsverweigerung, die Verweigerungsarten, die Konflikte und die rationale Verarbeitung von Gewissenskonflikten der Pflegenden, die Gefühle der Pflegenden sowie das Vorgehen der Pflegenden bei Essensverweigerung sollen im folgenden thematisiert werden.

6.4.1 Ursachen für Verweigerung

Die Ursachen für eine Verweigerung der Nahrungsaufnahme des Patienten können sehr vielschichtig sein. Sie hängen häufig eng mit Essensproblemen zusammen, die schon in der Einleitung beschrieben wurden. So können Essensprobleme, und somit auch Verweigerung der Nahrungsaufnahme, mit kulturellen, sozialen, neurologischen, psychologischen und physikalischen Faktoren zusammenhängen. Es kann sein, daß die Nahrungsaufnahme aus religiösen Gründen verweigert wird, da dem Patienten nach seinem Glauben Schweinefleisch nicht erlaubt ist und zusätzlich eine Kommunikationsstörung zwischen Patient und Pflegenden besteht.

In anderen Fällen mag oder verträgt der Patient das angebotene Essen nicht, und die Bescheidenheit des Patienten erweckt bei den Pflegenden den Eindruck, daß er das Essen verweigere. Appetitloskeit und dadurch hervorgerufene Essensverweigerungen sind vielzählig. Einige Gründe, die eine Appetitlosigkeit hervorrufen können, sollen hier genannt werden:

- Unwohlsein
- Heimweh
- Ungewohnte Lebensmittel
- Angst
- Unangenehme Anblicke und Gerüche
- Schmerzen, besonders chronische Schmerzen
- Übelkeit
- Erbrechen
- Reaktion auf Medikamente
- Krebserkrankung und andere Erkrankungen
- Veränderung des Geschmackssinns
- Psychologische Faktoren wie etwa Anorexia nervosa, Fettleibigkeit, Fettsucht, Zwangsessen, Völlerei und Bulimie (Roper et al. 1993, 328 ff).

Eine Essensverweigerung kann Ausdruck einer Depression sein. Ein Angriff gegen sich selbst, die sogenannte Autoaggression, nehmen manche Patienten ganz bewußt in Kauf, wenn sie den Gegner, den sie treffen wollen, nicht mehr treffen können. Bei manchen Menschen ist die Nahrungsverweigerung nichts anderes als der still geäußerte Sterbenswunsch (Eyke 1990, 279–281).

Unter Umständen können sehr schwache Menschen ihren eigenen Willen nur auf die Weise ausdrücken, indem sie das Essen verweigern. Die Ursache einer Nahrungsverweigerung kann aber auch ein relativ kleines Übel mit weitreichenden Folgen sein, zum Beispiel eine nicht mehr passende Zahnprothese oder Bläschen auf der Zunge (Brunen und Herold et al. 1995, 236–239).

Eine Übermüdung des Patienten könnte den Verdacht einer Nahrungsverweigerung beinhalten; sie ist jedoch eher als Verhinderung der Nahrungsaufnahme zu sehen. Diese Problematik der Übermüdung macht folgende Situationsschilderung deutlich:

Frau P., 80 Jahre alt, bekommt wegen ihrer Zuckerkrankheit Insulin; seit drei Monaten ist ihr Stoffwechsel entgleist. Sie ist nicht gut auf den Beinen, und der Gang zur Toilette vor den Mahlzeiten ist für sie stets eine Qual. Kommt dann die warme Mahlzeit, sackt sie todmüde im Stuhl zusammen. Ein großer Teil der Nahrung wird nicht gegessen (Deutekom 1989, 801).

Die Müdigkeit der Patienten und die daraus entstehenden Probleme der Nahrungsaufnahme sind ein nicht zu unterschätzendes Problem in Krankenhäusern. In meinen Beobachtungsphasen konnte ich häufig feststellen, daß Patienten zu müde waren, um zu essen und die angebotene Nahrung zurückwiesen (siehe Abb. 16 und 17).

Einige Ursachen von Nahrungsverweigerung wurden hier beispielhaft aufgezeigt. Jetzt besteht jedoch das Problem für die Pflegenden, die Ursachen von Essensverweigerung zu erkennen. In der schwedischen Studie 'Ernährungsschwierigkeiten bei Langzeitpatienten in Pflegeheimen' stellten Norberg et al. (1993, 45) fest, daß kaum ein Pflegender nach den Ursachen von Essensverweigerung fragte. Weiterhin ergaben sich aus dieser Studie für den Essenseingeber die folgenden zwei Probleme:

1) Sie müssen entscheiden, ob der Patient Essen absichtlich verweigert, oder ob er nicht essen kann;

2) sie müssen entscheiden, wie sie handeln; welche technischen Hilfestellungen sie anwenden sollen, und ob, was sie tun, vom ethischen Standpunkt her verantwortbar ist (44).

Es stellte sich heraus, daß Pflegende kaum unterscheiden konnten, ob Patienten nicht essen konnten oder nicht essen wollten. In den meisten Fällen beschrieben Pflegende, was sie unternahmen, um den Patienten zum Essen zu bringen. Zum Beispiel gingen sie beruhigend oder überzeugend auf den Patienten ein. Weniger hingegen wurde versucht herauszufinden, warum der Patient das Essen verweigerte (44).

Die Erkennung der Ursachen von Essensverweigerung stellt hohe Anforderungen an die Pflegenden, da es fundierter Kenntnisse zu dieser Problematik bedarf. Verweigert der Patient die Nahrungsaufnahme, indem er dem Pflegenden gegenüber dieses verbal äußert, besteht zumindest die Möglichkeit, auf dem kommunikativen Weg die Ursache für eine Verweigerung festzustellen. Schwieriger wird es hingegen, wenn Patienten ernsthafte Kommunikationsstörungen aufweisen. In einem Selbstbericht wurde mir eine Essensanreichung bei einer Patientin mit Schlaganfall beschrieben. Es ergaben sich bei dieser Patientin erhebliche Kommunikationsstörungen, die durch eine totale Aphasie hervorgerufen worden war. Das Problem des Pflegenden bestand unter anderem darin, die 'Signale' der Patientin zu erkennen und diese zu interpretieren.

Als sie mal wieder das Essen vor sich stehen sah, bemerkte ich durch ihr Stirnrunzeln, daß sie nicht begeistert von dem Essen oder eben der Situation, nun essen zu 'müssen', war. Ich legte ihr die Serviette vor und bat sie, das Essen doch wenigstens einmal zu probieren. Ich erinnere mich, daß ich sie leider nicht fragte, ob sie keinen Appetit hätte, sondern ging davon aus, daß sie was essen wolle, da sie am Morgen auch nur sehr wenig gegessen hatte. Die Patientin aß 6–7 Löffel der unterschiedlichen, passierten Hauptmahlzeit. Zwischendurch gab ich ihr aus dem Schnabelbecher ein wenig Brühe, bis sie den Mund versperrte und mir dadurch zu verstehen gab, nicht weiter trinken zu wollen, bzw. von *diesem* Essen nichts mehr aufnehmen wolle. Erneut reichte ich einen Löffel mit Nahrung, berührte damit ihre Lippen, doch der Mund blieb verschlossen. Ihr Blicke wichen ab, irgendwohin in den Raum, – ich verstand – ein wenig. Da leider keine Verständigung mit ihr möglich war, startete ich nun den Versuch, ihr den Nachtisch einzugeben. Ich dachte nur, daß sie von dem wenigen Essen nicht satt sein könnte, wußte gleichzeitig aber auch, daß sie nicht mehr die meiste Kraft zum Weiterleben besaß. ... Ich versuchte, sie zu motivieren, wenigstens den Nachtisch aufzuessen, eine Quarkspeise, erzählte ihr von Energie durch Nahrungsaufnahme, sagte ihr aber auch, daß, wenn sie absolut nicht wolle, ich sie dazu nicht zwingen könne. Ich zeigte ihr Verständnis für ihre Situation, versuchte aber gleichzeitig immer wieder, ihr Nahrung zukommen zu lassen. ... Auch von der Quarkspeise war sie nicht begeistert, worauf ich ihr dann einen Schokoladenpudding besorgte. Sie zeigte nicht gerade ersichtliche Freude, als ich ihr diesen schmackhaft machen wollte, nahm dann aber dennoch einige Löffel davon. Da ich das Gefühl hatte, daß ihr der Pudding jedenfalls besser als der Quark geschmeckt hatte, ließ ich ihn für später stehen (Selbstbericht 1).

Die Problematik des Erkennens von Signalen möchte ich hier näher betrachten. In der Pflegepraxis ist dies eine nicht selten anzutreffende Situation, mit der Pflegende konfrontiert werden. Besonders bei der Pflege älterer Menschen mit Demenz im Endstadium können gravierende Kommunikationsstörungen bestehen. Der Pflegende kann seine pflegerischen Handlungen unter Umständen nur anhand der vom Patienten signalisierten Äußerungen ausrichten, indem er die Signale erkennt und sie interpretiert.

So kann das beobachtete Verhalten etwa bei schwer dementen Patienten während des Essenreichens so aussehen, als verweigere der Patient das Essen. Die Pflegenden können irritiert sein, wenn sie das Verhalten eines dementen Patienten während des Essenreichens zu interpretieren versuchen. Das Essenreichen bei schwer dementen Patienten kann bei Pflegenden Angst und ein ethisches Dilemma auslösen (Athlin et al. 1993 b, 120).

Für den Pflegenden stellt sich natürlich die Frage, wie das Verhalten der Patienten zu interpretieren ist, und wie die pflegerische Handlung in solchen Situationen ausgerichtet sein soll. Verhaltensweisen während des Essenreichens bei Patienten wurden in der Studie 'Probleme des Esseneingebens bei schwer dementen Patientinnen unter den Aspekten «Verrichtung» und «Beziehung»' beobachtet. Einige möchte ich hier aufzeigen. Die Hinweise auf Abbildungen in dieser Aufzählung beziehen sich auf einige Fotografien, die ich während meiner Studie machte. Sie sollen der bildlichen Darstellung von Essensproblemen dienen.

Probleme des Esseneingebens aus dem Blickwinkel der Verrichtung:

• Dreht den Kopf weg, wenn sich das Essen nähert.
• Öffnet den Mund erst bei Berührung mit dem Löffel (Abb. 18).
• Öffnet den Mund nicht genügend.
• Öffnet den Mund kaum.
• Schließt die Lippen nicht um den Löffel/das Glas.
• Störende Zungenbewegungen.
• Schluckt verzögert/schluckt gar nicht.
• Verschluckt sich/hustet.

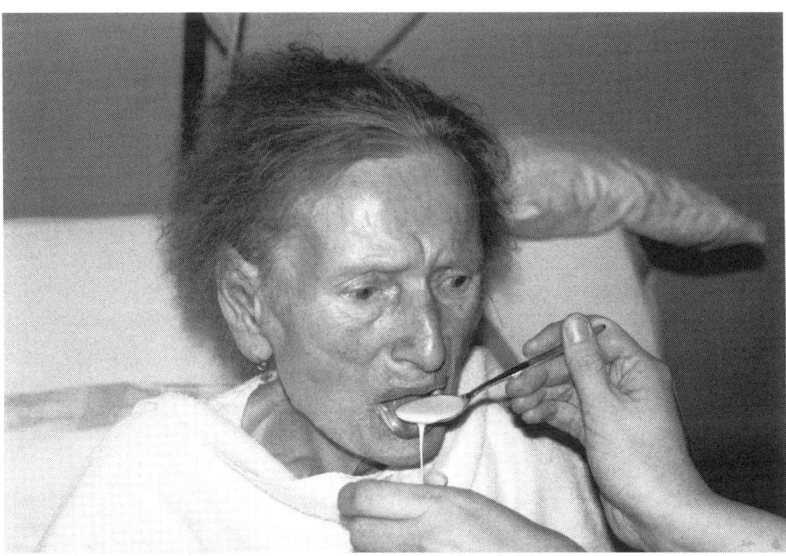

Abb. 18:   Die Patientin öffnet erst den Mund bei Berührung mit dem Löffel (Borker 1994).

- Nahrung fällt/tropft aus dem Mund.
- Unangepaßte Kaubewegungen.
- Verzieht das Gesicht.
- Scheint unkonzentiert.
- Will nicht essen.
- Behält die Nahrung im Mund.
- Schluckt nicht sichtbar ... .

Beschreibung der Probleme aus dem Blickwinkel der Beziehungen:

- Patientin sendet keine verbalen Zeichen.
- Verzögerte verbale Antworten der Patientin.
- Die Patientin hält die Augen geschlossen (Abb. 19).
- Unbefriedigende Synchronie zwischen Pflegenden/Patientin.
- Das Verhalten der Pflegenden wirkt sich nachteilig aus.
- Die Umgebung wirkt sich nachteilig aus (Athlin et al. 1993 b, 123–124).

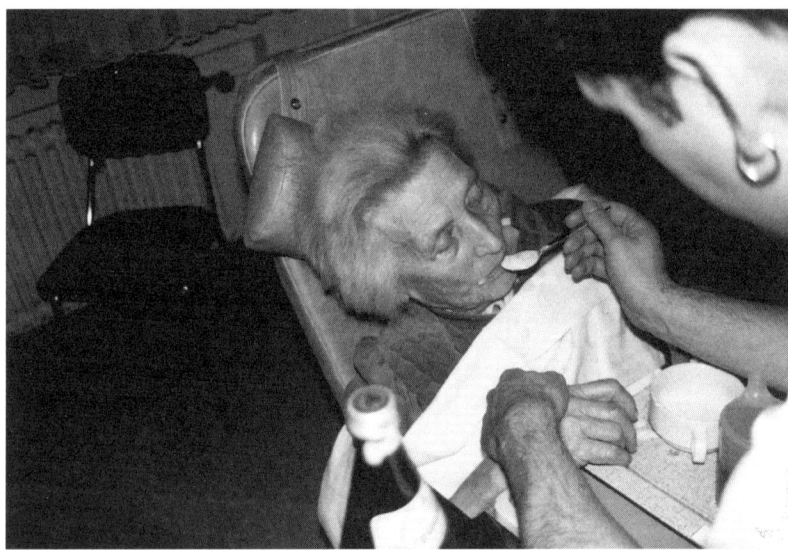

Abb. 19: Die Patientin hält die Augen beim Essenreichen geschlossen (Borker 1995).

Weitere Verhaltensweisen, die ich beim Essenreichen beobachten konnte, waren:

- Patient schläft während des Essenreichens ein (siehe auch Abb. 17).
- Patient erfaßt das Essen nur mit den Lippen (siehe auch Abb. 6).
- Patientin kann den Kopf nicht so weit zurücklegen, um aus einem Schnabelbecher zu trinken (Abb. 20).
- Patientin greift unkoordiniert ins Essen (Abb. 21).
- Patientin ist zu müde, um den Mund zur Essensanreichung zu öffnen (siehe auch Abb. 16).

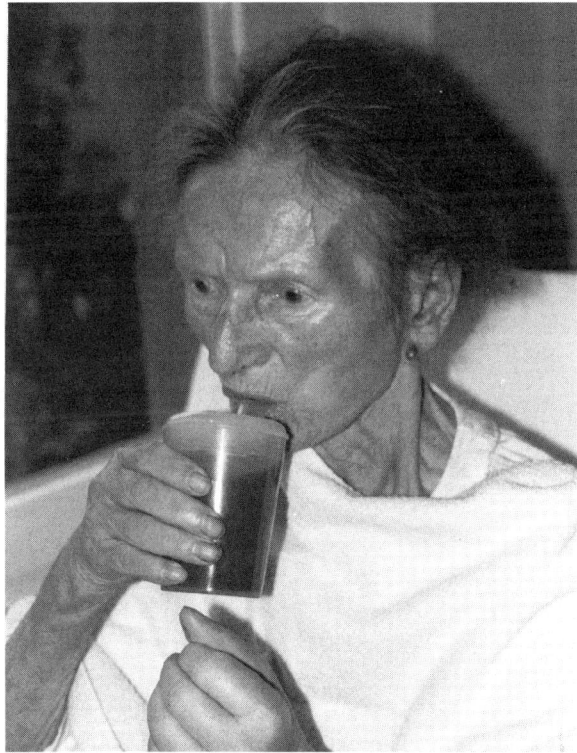

Abb. 20: Die Patientin kann den Kopf nicht so weit zurücklegen, um aus einem Schnabelbecher zu trinken (Borker 1994).

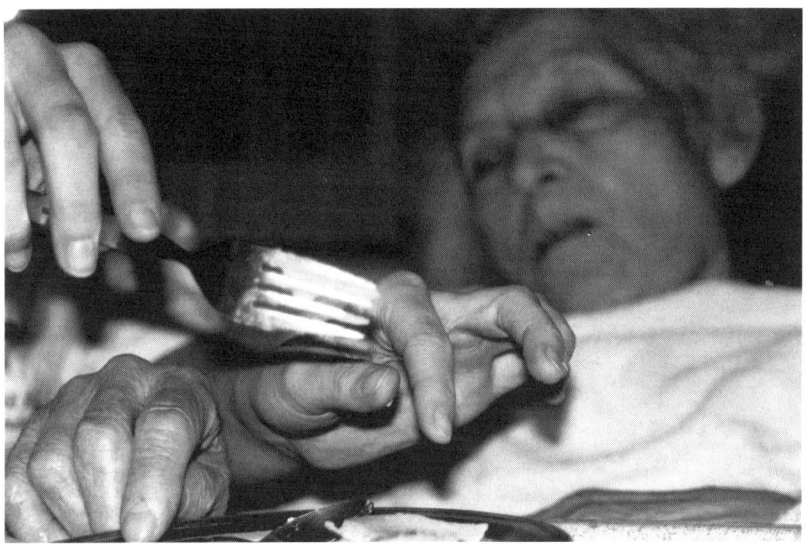

Abb. 21:   Eine Patientin greift unkoordiniert ins Essen (Borker 1995).

Verweigert die Patientin das Essen oder nicht? Vor dieser Interpretationsentscheidung stand der Krankenpflegeschüler G. während meiner siebten Beobachtung (Anhang 4). Der Krankenpflegeschüler G., der sich im letzten Ausbildungsjahr befand, wurde mit folgender Situation konfrontiert. Frau H. war zur Zeit der Beobachtung 77 Jahre und lag auf einer Station der Inneren Medizin. Ihre Primärerkrankung war das Vollbild eines linkshirnigen apoplektischen Insults mit schlaffer Hemiparese rechts und Aphasie. Diese Erkrankung war sicherlich auch der Hauptgrund, daß ihr das Essen von einem Pflegenden gereicht werden mußte. Die Pflegenden dieser Station schilderten mir, daß Frau H. keinen Lebenswillen mehr hatte und sterben wollte. Anhand einiger Auszüge aus dem Pflegebericht möchte ich die Problematik des Essenreichens bei Frau H. noch mal verdeutlichen:

26.12.94   Patientin verweigert weiterhin jegliche Nahrungsaufnahme, macht die Augen zu, redet nicht mit uns Pflegenden. Auch mit Angehörigen redet sie nicht.

29.12.94   Patientin wurde im Bett versorgt. Sie hat nur mittags etwas gegessen, von den Angehörigen.

30.12.94   Patientin hat Nahrungsaufnahme weiterhin verweigert, trinkt jedoch schluckweise gut. Der Mund sieht schlecht aus, Zunge weißlich belegt.

Frau H. äußerte sich während der Beobachtung nur durch nonverbales Verhalten, und dieses überwiegend sehr unkoordiniert, wie zum Beispiel durch leichtes Kopfschütteln, Kopfnicken, Augenzukneifen, Lippenzusammenpressen und ähnliches. Das Essen verweigerte sie jedoch sehr gezielt, indem sie die Lippen fest zusammenpreßte oder den Kopf zur Seite drehte. Ein kleiner Teilausschnitt dieser Beobachtungen wird nachfolgend in zeitlicher Abfolge dargestellt:

1. Der Schüler fragt Frau H., ob sie Hunger habe, bekommt jedoch keine Antwort.
2. Der Schüler steht während des Essenreichens.
3. Er gibt zwei bis drei Löffel vom gekochten Reis.
4. Er erinnert Frau H. daran, zu schlucken.
5. Er spricht Frau H. Mut zu, doch etwas zu essen.
6. Der Schüler schaut besorgt zur Nachbarpatientin, da auch sie gleichzeitig Hilfe bräuchte.
7. Der Tee wird wieder zurückgestellt, da er noch zu heiß ist.
8. Frau H. ist zur Zeit passiv, reagiert nicht auf Fragen des Schülers.
9. Frau H. reagiert jetzt, indem sie den Kopf leicht schüttelt, wenn sie vom Schüler gefragt wird, ob sie noch was essen möchte.

Situationswechsel (zirka zehn Minuten nach Beobachtungsbeginn)
Der Sohn von Frau H. ist gerade zur Tür hereingekommen. Er besucht seine Mutter, um ihr das Essen zu reichen.

10. Der Schüler fragt den Sohn von Frau H., ob er das Essen jetzt weiter reichen möchte.
11. Der Sohn bejaht.
12. Der Schüler überläßt das Essenreichen dem Sohn von Frau H. und geht aus dem Patientenzimmer.
13. Der Sohn steht während des Essenreichens.
14. Er spricht sehr freundlich zu seiner Mutter und fragt, ob sie noch essen wolle. Sie antwortet jedoch nicht. Danach reicht er ihr das Essen.
15. Der Sohn legt seinen linken Arm um den Hals der Mutter, um sie beim Essenreichen besser unterstützen zu können.

16. Er spricht der Mutter immer wieder Mut zu, indem er beispielsweise sagt: „Ich gebe Dir noch was zu trinken und wenn Du es nicht mehr magst, dann spuckst Du es einfach wieder aus" (Abb. 22).
17. Frau H. trinkt einige Schlucke aus dem Schnabelbecher, und ihr Sohn fragt immer wieder, ob es noch gehe.

Das Essenreichen dauerte insgesamt etwa 20 Minuten. Ich beobachtete, daß Frau H. bei ihrem Sohn im Vergleich zum Krankenpflegeschüler besser aß. Nach meiner Beobachtung fragte ich den Krankenpflegeschüler G., was er im Zusammenhang mit dem Essenreichen als Problem empfand. Folgende Antworten gab er mir darauf:

1. Streß auf Station.
2. Mangelnde Kommunikation mit der Patientin – man bekommt keine Rückmeldung.
3. Essen gegen ihren Willen gereicht, und dann kommt die Verwandtschaft, und sie ißt.
4. Bei Schwester I. ißt sie mehr als bei anderen. Wenn sie jemanden mag, dann ißt sie mehr.

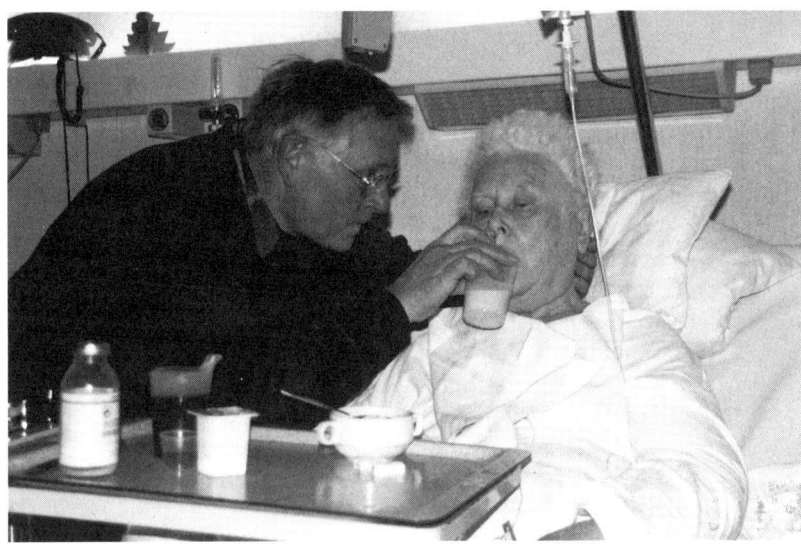

Abb. 22:　Frau H. erhält von ihrem Sohn etwas zu trinken (Borker 1995).

Es stellt sich die Frage, welche Ursache(n) die Nahrungsverweigerung in der oben beschriebenen Beobachtung hatte. Betrachtet der Leser noch mal die vierte Antwort des Krankenpflegeschülers, so kommt der Verdacht auf, als würde die Patientin durch ihre 'Signaläußerungen' gezielt versuchen, Pflegende zu beeinflussen. Knobling (1985, 158) zieht die Möglichkeit in Betracht, daß „Essensverweigerung ... eines der wenigen Machtmittel darstellt, das einem kranken alten Menschen zur Verfügung steht, um Pfleger zu manipulieren."

Eine „unausgesprochene, vom Patienten vielleicht nicht einmal ganz bewußt wahrgenommene 'Kriegserklärung' an das Leben, die bestehende Situation, bestimmte Menschen", könnten weitere Ursachen der Nahrungsverweigerung sein. „Im Extremfall ist sie ein nicht bewußt werdender Suizidversuch (Juchli, 1994, 238)."

Nachfolgend möchte ich die Nahrungsverweigerungsgründe aufzeigen, die in einer schwedischen Studie beobachtet wurden. Auch könnten einer oder mehrere Punkte dieser Studie Grund für eine Nahrungsverweigerung von Frau H. sein. Um den Sinn dieser Aussagen nicht durch eine Übersetzung zu verfälschen, habe ich sie in ihrer Originalsprache belassen.

Physical reasons
- The patient is too ill to eat.
- The patient is unable to perform eating activities.
- The patient shows oralgastroenteral symptoms.

Psychological reasons
- The patient wishes to die.
- The patient does not understand the situation.
- The patient has bizarre ideas.
- The patient's emotional reactions.

Cultural reasons
- Food taboos.
- Lack of acquaintance with a special kind of food (Norberg et al. 1988, 480).

6.4.2 Gewissenskonflikte und ihre rationale Verarbeitung

In der Literatur sind die Essensverweigerung und die damit verbundenen Gewissenskonflikte der Pflegenden sowie die rationale Verarbeitung dieser Konflikte ein kaum beachtetes Thema. Anhand der Interviews und Selbstberichte möchte ich diese Problematik näher beleuchten. Wie Pflegende reagieren, wenn der Patient das Essen verweigert, sollen folgende Aussagen verdeutlichen:

- Ich versuche, ruhig zu bleiben, obwohl das schwierig ist.
- Ich versuche zu erklären, warum es wichtig ist, Nahrung zu sich zu nehmen.
- Ich versuche, später noch mal das Essen zu reichen.
- Ich frage nach, ob sie später noch möchten.
- Ich frage, warum sie keinen Appetit haben.
- Ich gebe das an den Arzt weiter.
- Wenn ich merke, daß der Patient absolut nicht will und ... ich ihn nicht überreden kann, dann lasse ich es sein.
- Ich versuche ... mit allen Mitteln, daß der Patient trotzdem Nahrung aufnehmen kann, indem ich verschiedenes ... anbiete oder von den Angehörigen was mitbringen lasse.
- Ich versuche, dem Patienten zu erklären, daß er essen muß, um ... wieder gesund zu werden, weil es einfach notwendig ist, um zu leben.
- Ich akzeptiere das und denke mir, jeder Mensch muß das für sich entscheiden.
- Wenn Patienten das Essen verweigern, weil sie desorientiert sind, dann versuche ich trotzdem, das Essen zu geben.
- Man kann sie nicht zwingen ..., es kann natürlich auch sein, daß ich beharre und es immer weiter versuche.
- Ich werde nicht endlos auf den Patienten einreden (Interviews 2–10).
- Ich legte ihr die Serviette vor und bat sie, das Essen doch wenigstens einmal zu probieren (Selbstbericht 1).

„Wie reagieren Sie, wenn Patienten die Nahrungsaufnahme verweigern beziehungsweise ablehnen?" Bei Beantwortung dieser Interviewfrage war auffallend, daß nur wenige Interviewpartner nach den Ursachen einer Nahrungsverweigerung fragten. Besonders Zeitmangel ließen es dazu kommen, daß Pflegende sich schnell damit zufrieden gaben, wenn der Patient nach mehrmaligem Fragen das Essen weiterhin verweigerte.

> Ich biete ihm das Essen an und frage, ob er was essen möchte. ... Er sagt ... kategorisch 'nein'. Dann ist es oftmals so, wegen dieser äußeren Faktoren Zeit und Druck, ... daß man sich ... damit zufrieden gibt, ... daß man wieder rausgeht und sagt: ich habe gefragt (Interview 1).

Welche Gefühle haben Pflegende, wenn Patienten das Essen verweigern? Wie verarbeiten sie diese Gefühle? Dieses sind Fragen, die ich ebenfalls anhand von Interviewaussagen und Aussagen aus den Selbstberichten hier näher betrachten möchte.

> In meinem Kopf geht es hin und her. Irgendwo ist eine solche Situation ... für mich eine Art 'Vergewaltigung' des ständigen Aufdrängens von Essen. Besonders, wenn ich das Gefühl habe, daß sie eigentlich gar nicht mehr leben wollen. Gleichzeitig kommt man ... schnell in die Situation der 'Vernachlässigung', wenn aus Zeitgründen zu wenig versucht wird (Selbstbericht 1).

Interviewpartner schilderten mir weitere Gefühle, die sie im Zusammenhang mit der Essensverweigerung haben.

• Ich habe eine innere Unruhe.
• Da stehe ich einfach hilflos da.
• Ich empfinde Traurigkeit.
• Dann resigniere ich ... ein wenig.
• Ich bin manchmal enttäuscht.
• Ich kann das nachvollziehen.
• Es ist irgendwie ein kleine Erfolgslosigkeit (Interviews 2, 3 und 5).

Der Pflegende kann persönlich betroffen sein, wenn der Patient das Essen verweigert. Es kann für ihn sogar bedrohlich sein, wenn der Patient nicht ißt. „So mag er dies nicht nur als Ablehnung einer Pflegeleistung, sondern auch als persönliche Zurückweisung empfinden (Knobling 1985, 157)."

> Ja, das ist irgendwie eine kleine Erfolgslosigkeit, daß man es nicht geschafft hat, dem Patienten etwas zu Essen zu geben (Interview 5).

> Ich kann das ... nachvollziehen. ... Ich möchte auch nicht immer was essen. Und ich kann es überhaupt nicht leiden, wenn mir jemand etwas aufdrängen will. Wie Großmütter, die immer ... meinen, daß man ... noch eine Schnitte essen soll. ... Es ist nicht schlimm ..., wenn ein Patient ... nichts möchte. Aber ich bin eventuell ... ein bißchen enttäuscht (Interview 3).

> Du stehst ... einfach hilflos da und kannst nichts machen, ... da resignierst du ... ein wenig (Interview 2).

Ab wann ist der Punkt gekommen, wo der Pflegende feststellen muß, daß der Patient willentlich verweigert? Diese Grenze ist bei jedem Patienten individuell und beinhaltet für den Pflegenden die Schwierigkeit einer ethisch vertretbaren Entscheidung. Wie soll zum Beispiel ein Pflegender das Verhalten eines Patienten bewerten, wenn dieser nach anfänglicher Ablehnung plötzlich doch ißt?

> Es ist oft so, wenn man ... den Leuten die Gabel hinhält und sie den ersten Bissen im Mund haben, dann essen sie ..., obwohl sie sagten, sie möchten nichts (Interview 6).

Oder wäre ein Handeln des Pflegenden richtiger, den „Patienten zu ihrem Glück zu zwingen"?

> Ich werde versuchen, mit wenig Druck ... den Patienten zum Essen zu bewegen, so nach dem Motto: den Patienten zu seinem Glück zu zwingen. Wenn das nicht fruchtet, dann lasse ich es ... sein. ... In der Regel ... muß ich sagen, daß ... zu einem späteren Zeitpunkt der Patient ... dann ... doch anfing zu essen oder spontan ... Speisen forderte (Interview 9).

Beinhaltet das Verhalten dieses Pflegenden schon einen Ansatz von aggressivem Potential? Wo sind hier die Grenzen? Gehört die Überredung zum Essen schon zu einem aggressiven Verhalten? Diese Problematik muß näher beleuchtet werden.

6.5 Aggressionen und Gewalt beim Essenreichen

Aggressionen und Gewalt sind auch beim Essenreichen anzutreffen, jedoch konnte ich während meiner Beobachtungen keine dieser Reaktionen bemerken. Es sei denn, daß das Überreden zum Essen als aggressives Verhalten betrachtet wird. In einer schwedischen Studie von Norberg et al. (1993, 43–45) vertreten Pflegende zwei Auffassungen von „Zwangsfütterung":

1. Alles Esseneingeben gegen den Willen des Patienten, also auch Überredung, ist Zwang.
2. Gewaltanwendung beim Eingeben: z.B. wenn man freundlich und sachte den Mund mit Fingern/Löffel öffnet, ist das kein Zwang, wenn man es aber unfreundlich und harsch tut, dann wohl (44).

In meiner Befragung stellte ich den Interviewpartnern die Frage, ob sie schon mal während des Essenreichens aggressiv geworden sind. Auffallend war, daß alle Interviewpartner 'abgeschwächte' Bezeichnungen für den Begriff Aggression benutzten, wie nachfolgende Interviewaussagen zeigen:

Aggressiv ist nicht der richtige Ausdruck, ... vielleicht ... nervös oder ungeduldig (Interview 2).

Ich weiß nicht, ob ich aggressiv geworden bin, aber ich bin bestimmt schon mal ärgerlich geworden (Interview 5).

Das ist bestimmt schon mal vorgekommen, daß ich ungeduldig geworden bin, auf jeden Fall (Interview 7).

In den Interviews wurde deutlich, daß 'aggressives Verhalten' eher die Ausnahme war und wenn es auftrat, zeigte es sich in folgenden Reaktionen:

- Ich werde ärgerlich.
- Ich bin unfreundlich.
- Ich werde bestimmend.
- Ich werde ein bißchen sauer.
- Ich bin dem Patienten gegenüber ungerecht.
- Ich schlage einen härteren Ton an.
- Ich werde vom Ton etwas schärfer und auch bestimmend.
- Ich habe dem Patienten gegenüber nicht anmerken lassen, daß ich ungeduldig bin.
- Ich werde ungeduldig.
- Ich beschleunige das Essenanreichen.
- Ich nehme den Löffel voller.
- Ich habe einen Löffel schneller wieder voll, um ihn in den Mund zu schieben.
- Ich nehme die Serviette und wische den Mund des Patienten fester ab.
- Ich denke schon, daß ich den Schnabelbecher mal gröber angelegt habe.
(Interview 1–10).

Es stellt sich nun die Frage, in welchen Situationen Pflegende aggressiv wurden. Nahm der Patient aus Trotz kein Essen zu sich, benötigte er besonders lange für das Kauen oder hatte der Pflegende noch viele andere Tätigkeiten zu erledigen, all dieses waren Situationen, in denen Pflegende 'aggressives Verhalten' während des Essenreichens zeigten. Besonders auffallend war, daß einige Interviewpartner dann 'aggressiv' werden konnten, wenn der Patient das Essen ausspuckte oder dem Pflegenden das Essen entgegenspuckte.

> Die hat das Essen andauernd ausgespuckt und wollte einfach nichts zu sich nehmen, dann werde ich irgendwann mal sauer (Interview 10).

> Ich sage den Patienten ... so Sachen, wie: er soll sich mal anstrengen, er soll sich ... bemühen und er soll ... aufpassen, wenn er zum Beispiel anfängt, unkontrolliert zu spucken (Interview 1).

> An eine Situation kann ich mich erinnern, da hat ein Patient das Essen immer wieder ausgespuckt. Er hat's genommen und dann wieder ausgespuckt. ... Da bin ich ... sauer gewesen und habe gesagt: „Hören Sie mal, so können Sie das ... nicht machen. Dann sagen Sie mir doch gleich, daß Sie ... nichts essen wollen." ... Da bin ich ... unfreundlich geworden (Interview 7).

> Wenn der Patient es ... absichtlich macht, daß er da so rumkleckert oder das Essen wieder ausspuckt,... dann werde ich schon mal, vielleicht nicht aggressiv, aber schon bestimmend (Interview 6).

> Selbst bei Patienten, von denen ich ... wußte, daß sie Schwierigkeiten haben und die mir das Essen wieder entgegenspucken, entsteht ... irgendwann ... eine Ungeduld. ... Ich weiß im Grunde schon in der Situation, daß das, was ich tue, falsch ist. Das bin dann eben ich in diesem Moment, und dann kann ich auch nicht aus der Haut. ... Hinterher habe ich durchaus ein schlechtes Gewissen (Interview 9).

An dieser Stelle möchte ich eine Situation aus einem Selbstbericht aufgreifen, in der eine Pflegende im Altenheim Zeugin einer 'aggressiven Handlung' wurde.

> Eine schlimme Situation erlebte ich als Schülerin. Ich wurde oft zu einer Bewohnerin geschickt, um dieser das Mittagessen zu reichen. Sie aß nicht. Ich war dann froh, wenn sie wenigstens die Suppe ... getrunken hatte. Ich brachte mehrere Tage das volle Tablett zurück. An einem Tag ging eine andere Pflegende hin, um der Patientin das Essen zu reichen. Aus irgendeinem Grund mußte ich in dieses Zimmer, warum, weiß ich nicht mehr. Da sah ich diese Pflegende, wie sie der Bewohnerin die Nase zuhielt. In dem Moment, als die Bewohnerin nach Luft schnappte, wurde der alten Frau ein Löffel in den Mund geschoben. Als ich das sah, habe ich mich umgedreht und geweint (Selbstbericht 3).

An Pflegende werden verschiedenste ethische Forderungen gestellt, und aus diesem Grunde geraten sie schnell in eine 'double-bind-Situation'. Diese Situationen entstehen dann, „wenn Menschen in intensiven Beziehungen Befehle/Botschaften erhalten, die sich widersprechen oder wo der eine Befehl den anderen verneint" (Åkerlund und Norberg 1993, 46). So kann es sein, daß sich zwei Prinzipien gegenüberstehen. Auf der einen Seite steht beispielsweise die Erhaltung des Lebens als Ziel des Pflegenden, und auf der anderen Seite das Ziel, dem Patienten kein Leid zuzufügen. Die 'double-bind-Situation' hat häufig zur Folge, daß Pflegende nach 'aggressivem Verhalten' ein schlechtes Gewissen haben. Wie ich aus Interviewaussagen weiter entnehmen konnte, ergab dieses sich auch in anderen Situationen. Mit dieser Thematik möchte ich mich nachfolgend näher auseinandersetzen.

6.6 Schuldgefühle der Pflegenden

Die Schuldgefühle der Pflegenden sind sehr individuell, da sie von den Wertvorstellungen jedes einzelnen abhängen. In den Interviews wurden mir verschiedene Situationen geschildert, in denen die Pflegenden ein schlechtes Gewissen bekamen, wenn:

- sie sich nicht genügend Zeit für das Essenreichen nahmen,
- sie dachten, daß sie etwas falsch gemacht hatten,
- sie ihr selbstgestecktes Ziel nicht erreichten,
- andere Dinge wichtiger erschienen,
- sie nicht 'bei der Sache' waren,
- sie den Patienten versehentlich bekleckerten,
- sie das Gefühl hatten, daß der Patient nicht richtig versorgt war oder
- sie vom Patienten darauf hingewiesen wurden, daß sie das Essen zu schnell reichten.

Aussagen mehrerer Interviewpartner erweckten den Anschein, daß ein Patient, der sehr lange für den Essensvorgang brauchte, als ein Störfaktor im pflegerischen Alltag angesehen wurde. Dieses scheint paradox, wo doch die Aufgabe der Pflegenden die Pflege der kranken Menschen ist. Das Essenreichen wird als eine Tätigkeit betrachtet, die zwar notwendig ist; sie wird jedoch überwiegend als ein lästiges Übel im Arbeitsablauf empfunden. Dieses läßt den Verdacht aufkommen, daß Pflegende das Essenreichen nicht zu ihrer pflegerischen Aufgabe zählen.

> Ich habe ... öfters ... ein schlechtes Gewissen ... den anderen Leuten ge-
> genüber, weil ich denke: du sitzt da ... 20 Minuten und reichst Essen an,
> und die anderen müssen für mich viele Sachen mit erledigen (Interview 3).

> Es ist manchmal nichts anderes möglich, als daß du dort Schüler hin-
> schickst. Aber ich kann die Arbeit nicht liegen lassen, das macht mir ein
> schlechtes Gewissen (Interview 2).

> Ich überlege, was ich in der Zeit alles erledigen könnte und was ich noch
> machen muß, und jetzt sitze ich da, und es dauert eine halbe Stunde ..., bis
> ich das Essen ... gereicht habe (Interview 6).

> Es hat wirklich stundenlang gedauert und es hat mich ... unheimlich ge-
> nervt, so daß ich aufgestanden bin und einen Schüler geholt habe, der sich
> dann dort hinsetzte und das Essen weiter reiche (Interview 6).

Die Tätigkeit des Essenreichens wird in den Hintergrund gestellt. Doch
andererseits wurden Pflegende durch ein schlechtes Gewissen geplagt,
wenn sie den Patienten beim Essenreichen vernachlässigt hatten.

> Wenn mir die Eile im Nacken saß ... und ich die Wichtigkeit des Essenrei-
> chens in den Hintergrund stellte, ... da ich einfach andere 'Sachen' für
> wichtiger empfunden habe, ... bekam ich hinterher ein schlechtes Gewis-
> sen (Interview 3).

> Da habe ich gemerkt, wenn ich mich mehr mit dem Patienten befaßt
> hätte, hätte er auch mehr gegessen. ... Es ist wirklich so viel zu tun und
> auch so viel Wichtiges, was erledigt werden ... muß, da bin ich unbefrie-
> digt vom Bett weggegangen und auch mit einem schlechten Gewissen
> von Station (Interview 8).

Pflegende berichteten mir häufig, daß sie beim Essenreichen ein
schlechtes Gewissen gegenüber ihren Arbeitskollegen bekommen, wenn
auf Station noch sehr viel Arbeit anliegt. Damit sie beim Essenreichen
möglichst wenig gestört wurden, ergriffen sie bestimmte Maßnahmen.
So wurde beispielsweise die Anwesenheitsleuchte nicht eingeschaltet,
damit die 'Klingel' nicht zu hören war. Es wurde versucht, von der Hek-
tik der Station abzuschalten, um das Essen in Ruhe zu reichen:

> Wenn ich beim Patienten ... bin, versuche ich zu denken, auf deutsch ge-
> sagt: ... 'schietegal', die sind draußen (gemeint sind die Arbeitskollegen,
> Verf.), laß die man machen. Ich bin jetzt hier ... und versuche in Ruhe das
> Essen zu reichen (Interview 4).

Es gibt weitere Situationen, in denen Pflegende ein schlechtes Gewissen
bekommen, zum Beispiel, wenn sie das Gefühl hatten, etwas falsch ge-

macht zu haben, oder wenn sie der Patient darauf hinwies, daß sie das Essen zu schnell reichten:

> Ich habe einem Patienten Fleisch angereicht und der hat sich daran ... stark verschluckt. Das ... ist schon 4 Jahre her. ... Da habe ich mich ... erschrocken, da er ziemlich gehustet hat. Ich hatte ... Angst und war auch hilflos, ich wußte nicht genau, was ich machen mußte. ... Ich habe eine Schwester gerufen. ... Ich hatte ein schlechtes Gewissen, da ich dachte ..., ich habe was falsch gemacht. Ich dachte auch, ich wäre zu schnell gewesen, ... unachtsam oder unvorsichtig (Interview 3).

> Als die ... Dame zu mir gesagt hat: 'so schnell kann ich nicht', da habe ich ... ein schlechtes Gewissen bekommen. Dann habe ich auch gedacht: sie ißt aber auch wirklich unheimlich langsam. Ich habe ihr ... nicht einen Löffel nach dem anderen gegeben, da achte ich wirklich drauf. Sie hat extrem langsam gegessen. ... Da hat man schon im ersten Moment ein schlechtes Gewissen (Interview 7).

Dem Patienten auf der einen Seite genügend Flüssigkeit zukommen zu lassen und auf der anderen Seite zu wissen, daß dieser Patient keine Flüssigkeit zu sich nehmen möchte, kann den Pflegenden in Gewissenskonflikte bringen:

> Wir haben eine Patientin, ... wenn die zwei Schnabelbecher am Tag trinkt, dann ist das schon wirklich viel. ... Jeder weiß ..., daß das ... zu wenig ist. Infusionen bekommt sie auch nicht, weil die Braunülen einfach nicht halten oder weil sie so schlechte Venen hat. ... Dann habe ich manchmal schon ein schlechtes Gewissen, weil ich dann versuche, den Schnabelbecher ein bißchen doller zu kippen, damit ... die Patientin einen größeren Schluck kriegt (Interview 4).

Wie unterschiedlich die Verarbeitung eines schlechten Gewissens sein kann, sollen die nachfolgenden Interviewausschnitte verdeutlichen:

> Wenn ich mir nicht richtig Zeit genommen habe, ... dann habe ich ein schlechtes Gewissen. Ich bin dann unzufrieden. Diese Unzufriedenheit zeige ich aber nicht dem anderen Personal. Das fresse ich selber in mich hinein. ... Das spielt sich nur bei mir ... im Kopf ab (Interview 10).

> *Hast Du schon mal frühzeitig das Essenreichen abgebrochen, obwohl es den Anschein hatte, daß der Patient noch mehr gegessen hätte?*

> Ich muß sagen, ich bin jetzt 17 Jahre tätig, und es ist mir schon öfters passiert. ... Solche Situationen gibt es öfters. Obwohl man sich bemüht, aber wie gesagt, ... so halbherzig, daß die Patienten von selber sagen: ... 'da ist Streß, und dieser Schwester kannste das nicht noch zumuten, mehr Zeit mit mir zu verbringen.' Das ist ... leider schon öfters vorgekommen, aber es war einfach nicht zu ändern.

Hast Du dann ein schlechtes Gewissen?

Ja, ... aber wenn ich hinterher noch etwas Zeit habe, dann gehe ich noch mal zum Patienten hin und frage ihn, ob ich ihm noch was Gutes tun kann. Das mache ich schon, wenn die Zeit da ist (Interview 8).

Ich habe eine Patientin, bei der ich ... die Grundpflege durchführe, das Frühstück reiche und den Arbeitsplatz aufräume. Nach der Grundpflege setze ich sie in den Sessel und reiche ihr das Brot und den Kaffee, doch gleichzeitig laufe ich herum, um Ordnung zu schaffen, sonst komme ich mit der Zeit nicht aus. ... Hier plagt mich das Gewissen. Oft bin ich auch im Mittagseinsatz bei ihr, dann versuche ich es wiedergutzumachen, indem ich Frau X. ordentlich an den Tisch setze, das Essen möglichst appetitlich auf dem Tisch anrichte, und ich bringe ihr ab und zu ihren Lieblingspudding mit (Selbstbericht 3).

Bestand Zeitmangel für die Stationsarbeit oder aßen die Patienten zu langsam, so kam es des öfteren vor, daß Pflegende mehreren Patienten das Essen parallel reichten. Von Pflegenden wurde mir berichtet, es wäre ihnen bewußt gewesen, daß dieses Handeln nicht im Einklang mit ihrer pflegerischen Ausbildung stand, sie fühlten sich jedoch durch Zeitdruck in diese Lage gezwungen. Anschließend plagte sie häufig ein schlechtes Gewissen.

Leider fehlt es den Pflegenden, und so ging es auch mir, die Zeit, sich in Ruhe beim Essenreichen hinzusetzen und dem Bewohner die Zeit zum Genießen zu geben. Im Extremfall bin ich zwischen 2 Zimmern hin und her gelaufen, der einen Bewohnerin habe ich einen Löffel zu essen gegeben, dann gehe ich ins andere Zimmer, um Frau X. einen Löffel zu geben usw. Ich konnte damit nicht umgehen, ich hatte ein schlechtes Gewissen (Selbstbericht 3).

Ich habe in einem Zimmer schon mal parallel das Essen angereicht. Parallel bedeutet, daß zwei Patienten im Zwei-Bett-Zimmer das Essen angereicht bekommen haben, da es aus Personalmangel nicht anders möglich war. ... In der Zeit, indem er gekaut hat, bin ich zum Nächsten gegangen und habe ihm was gegeben. Daran kann ich mich erinnern, das habe ich schon mal gemacht. ... Ich hatte da ein schlechtes Gewissen (Interview 5).

Die Problematik des Essenreichens im Zusammenhang mit dem schlechten Gewissen möchte ich auch anhand einer Beobachtung aufzeigen. In dieser Beobachtung hatte die Pflegende auf der einen Seite das Gefühl, daß das Essenreichen zu lange dauerte und ihre Arbeitskollegen für sie die noch anliegenden Arbeiten erledigen mußten. Auf der anderen Seite war da die Patientin, die durch ihre Demenz erhebliche Eßprobleme aufzeigte.

Frau J. war zur Zeit der Beobachtung 78 Jahre alt. Sie lag wegen einer arteriellen Verschlußkrankheit stationär auf einer Station der Inneren Medizin. Aufgrund ihrer Demenz war sie zeitweise desorientiert, vergeßlich und sehr verlangsamt. Die examinierte Krankenschwester K. reichte ihr das Frühstück (Abb. 23). Teilweise konnte Frau J. den Schnabelbecher oder das 'Brothäppchen' alleine halten (Abb. 24), sie hatte jedoch Schwierigkeiten beim Trinken, da sie den Kopf nicht genügend in den Nacken zurücklegen konnte (siehe auch Abb. 20). Frau J. mußte von der Pflegenden immer wieder angeleitet oder erinnert werden, indem diese auf das nächste Stück Brot zeigte, welches genommen werden sollte. So lauteten einige Aufforderungen wie folgt:

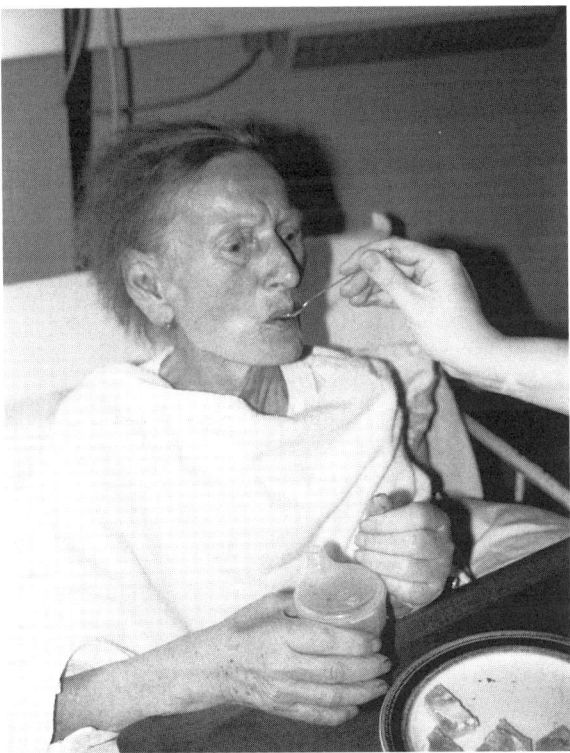

Abb. 23:   Frau J. bekommt das Essen gereicht (Borker 1994).

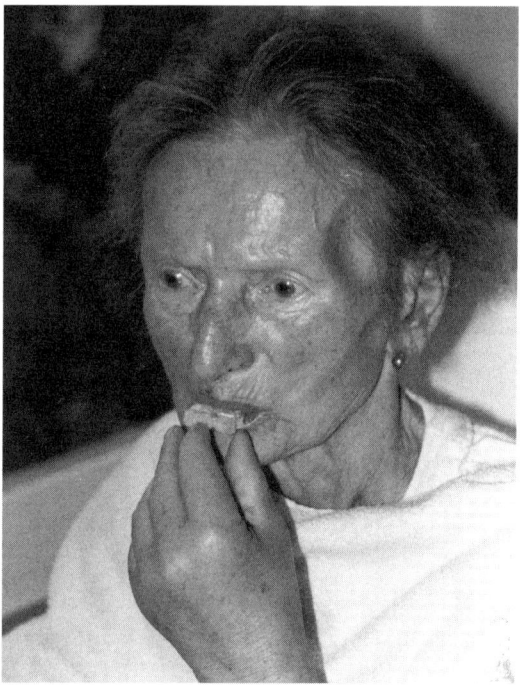

Abb. 24:   Frau J. wird von der Pflegenden zum Essen angeleitet (Borker 1994).

- Jetzt nehmen sie noch ein Stück Brot!
- Trinken sie noch einen Schluck Kaffee!
- Nun müssen sie das Brot herunterschlucken!
- Haben sie den Mund schon leer? Dann nehmen sie das nächste Brot!

Während dieser Beobachtung wurde die Pflegende dreimal von verschiedenen Arbeitskollegen gefragt, wie lange das Essenreichen noch dauern würde. Dadurch fühlte sich die Pflegende von ihren Arbeitskollegen sehr unter Druck gesetzt. Anschließend fragte ich die Krankenschwester K., was sie als Problem beim Essenreichen empfand. Dazu sagte sie: „meine Kollegen mußten meine Arbeit mitmachen, da ich so lange für das Essenreichen benötigte. Deshalb habe ich jetzt ein schlechtes Gewissen" (Beobachtung 4).

6.7 Das Empfinden des Ekels beim Essenreichen

Die Ekelgefühle beim Essenreichen haben zu meiner Überraschung eine weitaus größere Bedeutung, als ich anfänglich annahm. Die Interviewfrage: „Haben Sie schon mal Ekelgefühle während des Essenreichens empfunden", war von mir eher ohne große Erwartung in den Interviewleitfaden aufgenommen worden. Ich mußte jedoch feststellen, daß Pflegende sehr wohl während des Essenreichens Ekel empfanden. Bevor ich jedoch meine Ergebnisse hier vorstelle, möchte ich einige Auszüge aus der Studie von Sowinski[11] vorstellen, die in Deutschland zur Zeit die einzige mir bekannte Studie zu dieser Thematik ist.

So stellt Sowinski (1991, 184–186) fest, daß das Thema Ekel nur eine geringe Aufmerksamkeit in der Pflegepraxis erfährt. Häufig wird so getan, als ekelten sich die Pflegenden nie. So ist es beispielsweise verpönt, als Pflegender Ekelgefühle gegenüber seinen Kollegen zuzugeben. Empfinden Pflegende während ihrer Arbeit Ekelgefühle, dann arbeiten sie schneller oder sie vermeiden es, den Bewohner anzufassen. Sie sind gereizt oder ungeduldig, bauen keine Beziehung zu dem Bewohner auf oder überspielen die Situation, in der sie sich ekeln. Gerüche, die vom Pflegenden außerhalb der pflegerischen Tätigkeit wahrgenommen werden, können ihn an Pflegesituationen erinnern, in denen er Ekel empfand. Diese Problematik verdeutlicht eine Altenpflegerin mit folgender Ausführung in einem Interview:

> Die Arbeit verfolgt mich bis zu Hause, weil die Gedanken sich nicht lösen können, weil man immer wieder daran erinnert wird. Als ich in Berlin war und gehe durch eine Unterführung durch, denke ich an Frau X. im Altersheim, weil der Uringeruch in der Unterführung genau so riecht, wie Frau X.s Urin. Genauso geht es mir mit Seife, Haarshampoo und Creme. Früher benutzte ich Zuhause immer Niveacreme, das geht jetzt nicht mehr, weil ich dann immer an den dicken Po im Altersheim denke, auf den das geschmiert wird. Dann denke ich immer an den Po bei dem Geruch. Solche Sachen, da kannst du nicht nach Hause gehen und sagen, du bist fertig. Das ist das Schwere an der Arbeit (183).

Den Umgang mit Erbrochenem und Sputum erleben Pflegende als kaum ertragbar und empfinden dieses ekliger als Stuhlgang und Eiter.

---

[11] Sowinski, C., Stellenwert der Ekelgefühle im Erleben des Pflegepersonals, Referat gehalten am 1. Internationalen Symposium über Pflegewissenschaft und Pflegeforschung am 15./16.11.1990 in Osnabrück.

Warum es als so ekelerregend empfunden wird, wurde von einem Pfle-
gehelfer damit erklärt, daß

> Erbrochenes und Sputum auf dem oralen Weg ans Tageslicht gelangen.
> Der Mund sei für schönere Dinge da, z.b. zur Nahrungsaufnahme oder
> zum Küssen. Der Mund würde für diese unappetitlichen Dinge miß-
> braucht (185).

Als ekligstes Erlebnis empfinden Pflegende, wenn sie einem Bewohner den Mund säubern, der seinen eigenen Kot gegessen hat. Hierzu schilderte eine Krankenschwester:

> Wenn das passiert, könnte ich mich auf den Boden legen und weinen. Das
> kann man doch keinem erzählen, was man manchmal in der Arbeit ma-
> chen muß. Danach ist der Tag für mich gelaufen (185).

Das aufgeführte Beispiel zeigt, wie stark emotional der Bereich
des Mundes besetzt ist. So kann etwa eine Zahnprothese auf dem Mittagstisch als ekelerregender empfunden werden, als ein Zimmer, das
kotverschmiert ist. Sowinski stellt in ihrer Studie fest, daß Ekel ein
außerordentliches Tabuthema ist und Pflegende keine Unterstützung in
der Verarbeitung von Ekelgefühlen erhalten (186).

Beim Essenreichen empfinden Pflegende in den unterschiedlichsten Situationen Ekelgefühle. Ich möchte dieses anhand von Interviewaussagen und Selbstberichten von Pflegenden aus meiner Studie verdeutlichen.

Eine Interviewpartnerin schilderte mir eine Situation, in der sie einer desorientierten Patientin das Essen reichen wollte. Sie setzte die
Patientin zum Mittagessen an einen Tisch, hatte jedoch noch eine andere Arbeit zu erledigen. Als sie wieder ins Patientenzimmer zurück-
kam, hatte diese Patientin angefangen, die Blumenerde und Blätter
von einer Topfblume zu essen, welche auf ihrem Tisch stand.

> Sie hatte Hunger, und da stand ein Blumentopf vor ... ihr auf dem Tisch.
> Sie war desorientiert, und ich hatte noch nicht die Zeit ... ihr das Essen zu
> bringen. ... Als ich dann mit dem Essenstablett kam, hatte sie ... den Blu-
> mentopf in der Hand ... und aß davon, weil sie dachte, das wäre das Es-
> sen. ... Sie hatte die Blätter ... zerkaut ... und Erde zwischen ihrem ... Ge-
> biß. Da war ich schon ein wenig irritiert. Das war ... eklig, als ich nachher
> die Prothese sauber machen mußte (Interview 2).

Welchen Ekel breiige Kost hervorrufen kann und welche Peinlich-
keit Pflegende empfinden können, wenn sie diese reichen, veranschaulichen folgende Interviewausschnitte.

> Ich habe ... Ekelgefühle, wenn ich ... unsere Breikost ... füttern muß. Die
> sehen ... wie kleine Würmchen aus. Dann kriege ich ... Ekelgefühle und es
> ist mir auch peinlich, dem Patienten so etwas zu reichen. Es ist echt wahr,

das finde ich ganz schlimm ... und ich weiß nicht, ob Breikost so aussehen muß (Interview 10).

Hast Du schon mal Ekelgefühle während des Essenreichens empfunden?

Ja, ... durch diese Breikost. Das durchgedrehte Fleisch, das finde ich echt eklig. ... Ich frage die Patienten, ... ob sie das Fleisch überhaupt möchten, ... weil das so unappetitlich angerichtet ist und so aussieht wie Würmer (Interview 4).

Schmatzen, Nasenschleim hochziehen, Zähne auf den Teller legen, Aufstoßen, Anhusten, Ausspucken, Übergeben, schleimiger Auswurf und schlecht sitzende Zahnprothesen beim Essenreichen sind weitere Gründe für Ekelgefühle.

Ich empfinde Ekelgefühle, wenn ein Patient unästhetisch ißt. ... Wenn jemand besonders schmatzt und dabei ständig Rotz hochzieht, ... oder ... während des Essens mal eben seine Zähne auf den Teller legt ... oder wenn ein Patient mir direkt ins Gesicht aufstößt. Eklig ist auch, wenn jemand anfängt zu husten, wenn er noch was im Mund hat. Das ist eigentlich das Schlimmste (Interview 3).

Wenn das Essen wieder ausgespuckt wird oder ich was von dem ausgespucktem Essen ... abbekomme, das ist schon recht eklig. Oder wenn sich der Patient während des Essens übergeben muß (Interview 5).

Es ist mir auch schon passiert, daß ein Patient während des Essens ins Essen gespuckt hat. Das war weniger schön (Interview 8).

Hattest Du schon mal während des Essenreichens Ekelgefühle?

Ja, ... das war bei einer Patientin, die hatte ... einen schleimigen Auswurf, und dann hat sie ... sich während des Essens ... übergeben. ... Da hatte ich ... Ekelgefühle, muß ich ehrlich sagen, da wurde mir ... schlecht (Interview 7).

Was ich ... eklig finde, ist, wenn dem Patienten die Zähne halb im Mund hängen, wenn keiner dafür sorgt, daß die Zähne richtig fest sitzen, wenn dem Patienten dauernd ... die Prothese runterfällt. ... Das finde ich eklig, aber ich zeige es nicht (Interview 10).

Der letztgenannte Interviewausschnitt zeigt ein typisches Verhalten der Pflegenden. Sie versuchte in dieser geschilderten Situation, ihre Ekelgefühle nicht zu zeigen. Weitere Pflegende beschrieben mir ihr Verhalten beim Umgang mit Erbrochenen oder ihre Reaktion, wenn sie vom Anhusten Essensreste abbekommen hatten.

Da gibt es schon Situationen, wo ich ... Probleme habe, mit dem Erbrochenen umzugehen. ... Ich versuche auf alle Fälle, dem Patienten gegenüber das nicht zu äußern. ... Ich überdecke das Erbrochene mit einem

Handtuch oder einer Serviette, so daß der Patient ... dieses Phänomen nicht wahrnimmt ... (Interview 1).

In dem Moment fand ich es ekelig, (als der Patient erbrach, Verf.) aber danach – der Patient kann ja in dem Sinne nichts dafür – war das auch schon vergessen. Ich fand das nur in dem Moment ekelig, da einem das selbst ein bißchen aufgestoßen ist (Interview 4).

Ich habe der Patientin geholfen, das Erbrochene wegzumachen. Ich mußte das Essenreichen nicht abbrechen, aber ich kann nicht sagen, daß ich das als angenehm empfunden habe (Interview 7).

Es ist unterschiedlich, wenn ich etwas abbekommen habe. Manchmal kann ich mich darüber kaputtlachen, aber manchmal putz ich es mir ab und sag dann nicht viel. Je nachdem, wie meine Gesamtlaune ... und ... mein Verhältnis zum Patienten ist. Ich denke, das spielt eine große Rolle. Das ist vielleicht etwas ungerecht, aber es ist schon so (Interview 3).

Wie sich anhand meiner Studie zeigt, sind Ekelgefühle während des Essenreichens in sehr unterschiedlichen Varianten anzutreffen und ein Phänomen, das keine Ausnahme zu sein scheint.

6.8 Empfinden der Freude und des Erfolgs beim Essenreichen

Pflegende berichteten mir nur selten über Freude oder Erfolgserlebnisse in ihren pflegerischen Tätigkeiten. Dies mag ganz einfach daran liegen, daß ich sie nicht gezielt danach gefragt habe. Mir erscheint das Erleben der Freude oder des Erfolgs im Pflegealltag eines der wichtigsten Motivatoren für die Pflegenden zu sein. Ohne das Erleben von positiven Stimulatoren wäre die pflegerische Tätigkeit ein trübsinniges Unterfangen, welches dann nur noch mit Leid und Tod in Verbindung gebracht würde. Aus diesem Grund möchte ich hier einige Erlebnisse aus meinen Befragungen und aus einer Beobachtung aufzeigen.

Herr L. war zur Zeit meiner Beobachtung 69 Jahre alt. Aufgrund einer Sepsis bei Pneumonie war er für längere Zeit an einem Beatmungsgerät angeschlossen. Nach Einsetzen der Spontanatmung wurde er kurze Zeit später auf einer Station der Inneren Medizin verlegt und erhielt dort Sondenkost über eine Ernährungssonde. Müdigkeit und Kraftlosigkeit verhinderten das selbständige Essen. Herr L. war während meiner Beobachtung wach und orientiert, jedoch konnte er aus Gründen einer Tracheotomie nur mit einem Sprechaufsatz kommunizieren. Mir berichtete eine Pflegende, daß Herr L. vor einigen Tagen ein Hungergefühl geäußert habe. Daraufhin hatten die examinierten Pflegenden damit begonnen, Herrn L. zusätzlich, zur Ernährung über Sonde, oral Tee zu reichen (Abb. 25). Er zeigte sehr gute Fortschritte und konnte schon nach zwei Tagen festere Nahrung zu sich nehmen (Abb. 26). Trotz der enormen Anstrengung für den Patienten konnte ihm die Zufriedenheit angesehen werden, ebenso wie der Pflegenden (Abb. 27, Beobachtung 5).

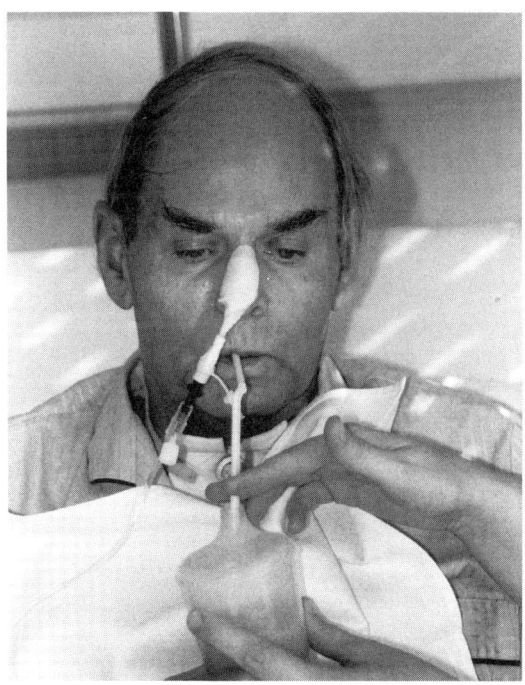

Abb. 25:   Herr L. erhält etwas zu trinken (Borker 1994).

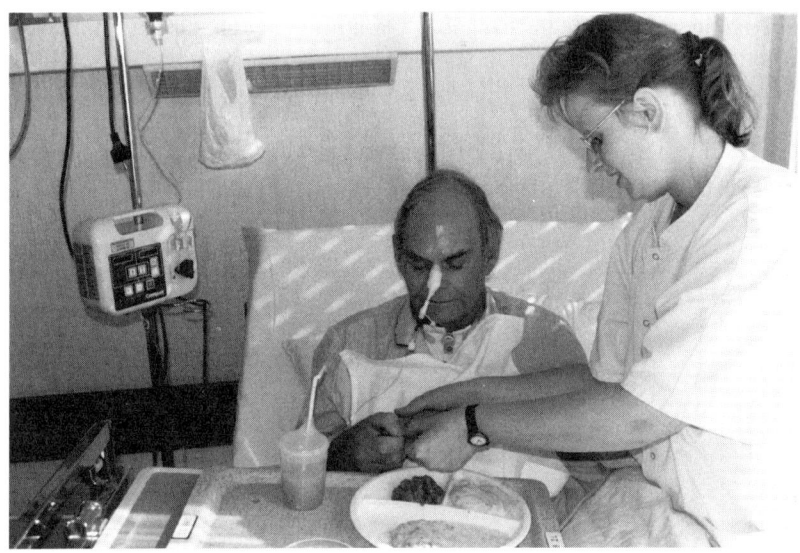

Abb. 26:   Herr L. erhält feste Nahrung (Borker 1994).

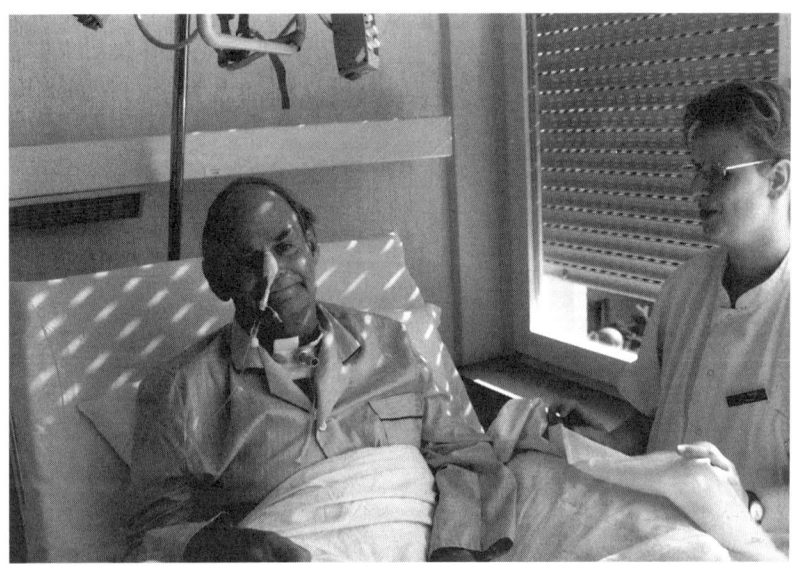

Abb. 27:   Herr L. und die Pflegende sind zufrieden (Borker 1994).

Eine Pflegende berichtete mir über eine Situation des Essenreichens bei einem Patienten mit Apoplex, der dadurch sehr in seinen Lebensaktivitäten eingeschränkt war, besonders in seiner Kommunikation. Üblicherweise verweigerte dieser Patient das Essen.

> Es war ein Patient, ... bei dem ich mir ... ganz viel Zeit gelassen habe. Da hat ... mir der Patient das Gefühl gegeben, daß ich das wirklich gut gemacht habe. Er wollte mir sagen, daß ich mir richtig Mühe gebe. ... Im Gegensatz zu anderen Mahlzeiten hat er mehr als sonst gegessen. Das war ein ... Erfolgserlebnis, an das ich mich erinnern kann (Interview 2).

Ich habe alle Interviewpartner danach gefragt, ob sie mir eine Situation schildern könnten, die ihnen gut in Erinnerung geblieben ist. Diese Frage veranlaßte einige Pflegende, von positiven Erlebnissen zu berichten.

> Es war ein Patient, der – so wie er laut Diagnose eingeliefert wurde – keine Nahrung mehr zu sich nehmen konnte, und die Ärzte eigentlich kurzfristig ihm eine Ernährungssonde verabreichen wollten, und sich letztendlich herausstellte, beim Versuch ihn Nahrung anzureichen, daß er eigentlich keine Schwierigkeiten hatte, Nahrung zu sich zu nehmen. Im Endeffekt hatte er eine Abneigung gegen die Art und Weise, wie er halt – er kam aus dem Altenheim – das Essen bekam. Dieses hat sich aber nur herausgestellt, weil man sich wirklich mal die Zeit nahm und den Versuch machte, um den Patienten daraufhin abzuchecken. Letztendlich konnte der Patient selbständig essen, das war nur eine Frage, wie man ... mit dem Patienten umging. Das fand ich schon irgendwo ein Erfolgserlebnis ... (Interview 1).

> Wir hatten einen Patienten, ... der war ... sehr pflegebedürftig und dem ging es ... sehr sehr schlecht. Der hatte aufgegeben und wollte sterben. Dann sind wir immer zu zweit ins Zimmer gegangen und haben uns mit der Pflege viel Zeit gelassen, auch in punkto Essenreichen. Wir haben versucht, ihm ... alles zu geben, was er gerne wollte. Der Patient war nachher so gut ... drauf, der hatte wirklich wieder Lust zu leben. ... Das gefiel mir echt, da habe ich gemerkt, wenn du Zeit hast für die Patienten, daß du damit mehr erreichen kannst. ... Vielleicht bringt es mehr als jegliche Medikation (Interview 4).

> So etwas wie Erfolgserlebnisse gibt es auch, z.B. hatte ich bzw. wir einen Bewohner zu betreuen, der nicht essen konnte. Es wurde eine Magensonde gelegt. Nach 4–6 Wochen fingen wir an, ihm teelöffelweise Tee einzuflößen, zuerst nur mit dem Gedanken, den Mundraum anzufeuchten. Es klappte immer besser. Dann bekam der Bewohner z.B. mal einen halben Joghurt, dann einen ganzen, dann Kartoffelpüree usw. Heute, etwa ein 3/4 Jahr später, ißt dieser Patient wieder normale Kost (Selbstbericht 3).

Das Erleben des Erfolgs ist eine Notwendigkeit für die Existenz als Pflegender. Ohne dieses wäre eine dauerhafte Tätigkeit in der Pflege, vorausgesetzt es werden überwiegend rein pflegerische Tätigkeiten durchgeführt, nicht möglich. Welche Auswirkungen kann ein Dankeschön vom Patienten auf den Pflegenden haben? Welche Bedeutung hat die Pflege in der Öffentlichkeit? Welche Bedeutungen haben die jetzigen Krankenhausstrukturen für die Ausübung des Pflegeberufes? Dies sind Fragen, die sicherlich eine wichtige Rolle für das Erleben des Erfolgs und der Freude für den Pflegenden spielen.

6.9 Unterstützende Maßnahmen beim Essen und Trinken

Eines der wichtigsten Ziele der Pflegenden beim Essenreichen ist die Beibehaltung oder Wiederherstellung der Selbständigkeit und Unabhängigkeit des Patienten unter Beachtung der Menschenwürde.

Die Einbeziehung der Umgebung des Patienten ist als eine unterstützende Maßnahme beim Essenreichen zu sehen. So sollte der Patient sein Essen in einer ruhigen Atmosphäre einnehmen, laute Gesprä-

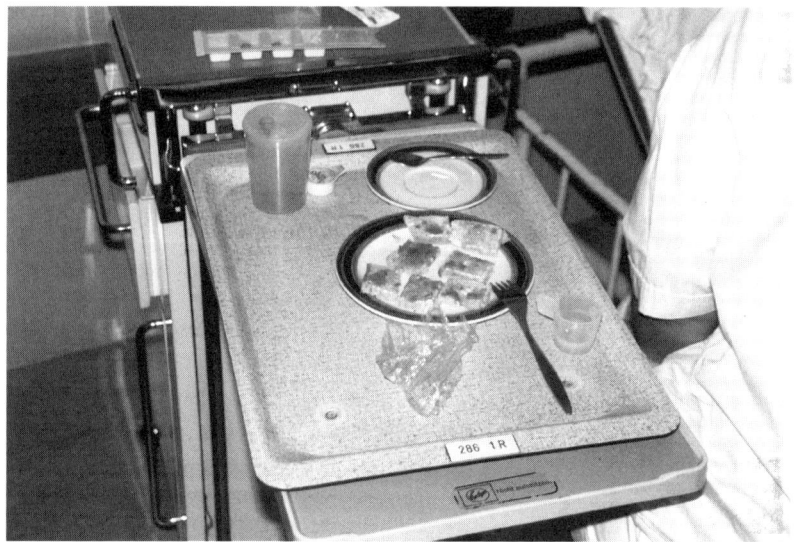

Abb. 28:   Das Essenstablett für einen Patienten, dem das Essen gereicht wird (Borker 1994).

che oder unangenehme Gerüche sind zu vermeiden. Das übliche Essenstablett im Krankenhaus (Abb. 28) könnte einen ästhetischeren Anblick erhalten und würde somit ebenfalls zu einer angenehmeren Umgebung (Abb. 29) des Patienten beitragen.

Falls es den Wünschen des Patienten entspricht und die räumlichen Gegebenheiten der Station es erlauben, kann die Mahlzeit gemeinsam mit anderen Patienten eingenommen werden (Abb. 30). Hierzu eine kurze Anregung aus einem Selbstbericht einer Altenpflegerin:

> Meine Kollegen und ich richteten einen Mittagstisch her. Das heißt, daß wir mehrere Bewohner, denen das Essen gereicht werden mußte, um einen Tisch setzten und diesen Tisch ... mit Blumen und Kerzen schmückten. Es setzten sich 2 Pflegende dazu und reichten das Essen, bis auch der letzte fertig war (Selbstbericht 3).

„Je besser die Position des Patienten beim Essen ist, um so größer ist die Bereitschaft zu essen, selber zu essen und/oder das Essenkönnen wieder einzuüben (Juchli 1994, 252)." Bettlägerige Patienten sollte der Pflegende gut aufsitzen lassen, der Tisch, die Plazierung von Teller und Besteck sind in Höhe und Stellung entsprechend zu positionieren (252). Im Bett hat der Patient die beste Körperhaltung zum Es-

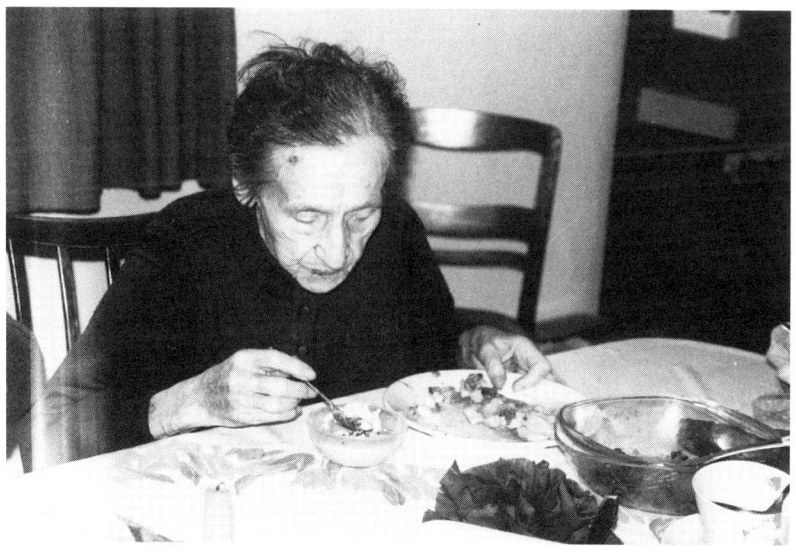

Abb. 29:   Die angenehme Umgebung beim Essen (Grönheim 1993).

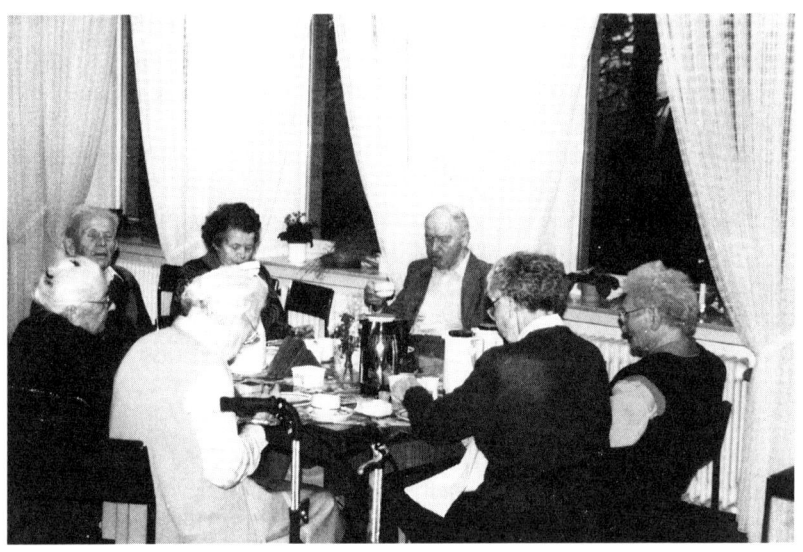

Abb. 30: Der gemeinsame 'Mittagstisch' (Grönheim 1993).

sen und Trinken, wenn das Kopfteil des Bettes bis zu 90° hochgestellt ist. Der gesamte Rücken wird dabei unterstützt und der Patient sitzt mit entsprechender Hüftflexion im Bett. Das Essen befindet sich im Gesichtsfeld des Patienten, wobei die Distanz zwischen Teller und Mund 27 bis 36 cm beträgt, welches der physiologischen Eßhaltung entspricht (Krohwinkel 1993, 233–238). Wenn dem Patienten das Essen im Liegen gereicht werden muß, haben diese größere Probleme beim Schlucken. Daher müssen kleine Essensportionen gereicht werden, wobei der Pflegende darauf warten sollte, bis der Patient geschluckt hat. In Sitzhaltung beugt sich der Oberkörper des Patienten leicht nach vorne, um besser schlucken zu können, jedoch dürfen die Schultern nicht zur Seite neigen. Ebenso erhalten sie sitzend eine bessere Möglichkeit, die Situation zu überblicken (Brunen und Herold et al. 1995, 238). Am Tisch sitzen sich Patient und Pflegender gegenüber (238). Grundsätzlich sitzen Patient und Pflegender auf gleicher Höhe (Solak 1991, 787). Wird dem Patienten das Essen im Stehen gereicht, so hat er kaum die Möglichkeit, sich entspannt zu fühlen (Roper et al. 1993, 339). Bei gelähmten Patienten erfolgt das Essenreichen immer von der gelähmten Seite aus (Solak 1991, 787). Blinden Patienten ist die Nahrung in mundgroße Bisse zu schneiden, und ihnen sind die

Speisen jeweils beim Essenreichen zu beschreiben (Roper et al. 1993, 341).

In diesem Zusammenhang möchte ich die Aussage einer während meiner Beobachtung schunfähigen Patientin[12] anführen, die ich nach dem Essen fragte, ob sie Probleme beim Essenreichen empfand. Sie gab mir daraufhin folgende Antwort:

> Ich habe Schwierigkeiten, das Essen jeweils auf dem Tablett zu orten: wo ist der Reis? Wo ist die Soße? Wo ist das Fleisch? Außerdem bin ich mir unsicher, inwieweit ich den Kopf nach meiner gestrigen Augenoperation nach vorne beugen darf. Daß ich den Salat aus einer Schale essen kann, ist ein Vorteil. So kann ich mich besser orientieren. Außerdem trinke ich ungern Suppe aus einem Schnabelbecher (Beobachtung 6, Abb. 31).

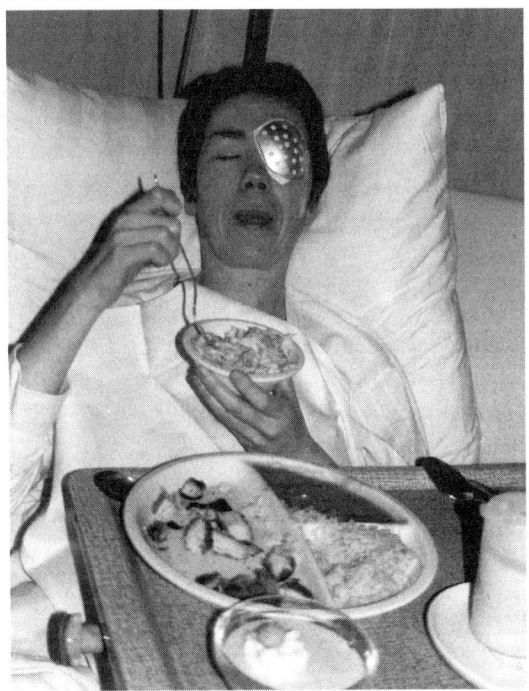

Abb. 31:   Das Essenreichen bei einer sehunfähigen Patientin (Borker 1994).

---

[12] Diese Patientin war zur Zeit meiner Beobachtung ohne Sehvermögen. Aus diesem Grund reichte ihr ein Zivildienstleistender das Essen. Auf dem linken Auge trug sie nach einer Augenoperation einen Augenverband. Auf dem rechten Auge ist sie seit dem 12. Lebensjahr blind (Beobachtung 6).

Unterstützende Maßnahmen sind eine Grundvoraussetzung, damit der Patient in der ihm angenehmsten Position das Essen zu sich nehmen kann und eine höchstmögliche Unabhängigkeit bewahrt wird. Eine weitere Grundvoraussetzung ist der effektive Einsatz von Eß- und Trinkhilfen.

6.9.1 Verwendung von technischen Hilfsmitteln beim Essenreichen

Hilfsmittel dienen der Adaptation, das heißt also einer Anpassung der Umwelt an die Behinderung. Ziel der Eß- und Trinkhilfen ist es, für den Patienten eine Erleichterung sowie eine Unabhängigkeit bei der Nahrungsaufnahme zu erreichen (Bartolome 1993, 186).

Menschen mit Gebrechen der Hand oder des Arms, oder Patienten mit Sehproblemen benötigen technische Hilfsmittel. Diese Hilfsmittel können dem Patienten trotz der körperlichen Behinderung ein Höchstmaß an Selbstachtung und Würde bewahren (Roper et al. 1993, 308).

Die Art der Hilfe beim Essen sollte individuell auf die Eßprobleme des Patienten abgestimmt sein. Sie muß aus der jeweiligen Situationseinschätzung und der Einbeziehung des Patienten heraus erfolgen. „Schon das Umbinden einer Schutzserviette, besonders wenn wir vom 'Eßlatz' sprechen," kann zu unterschiedlichen Reaktionen führen, wie beispielsweise zu Schamgefühlen (Juchli 1994, 252–253). Sie kann beim Patienten eine Assoziation mit kindlichem Eßverhalten hervorrufen. Ebenso kann das Erleben des 'Sich Bekleckerns' den Patienten an frühere Kindheitserfahrungen erinnern und ihn sehr belasten. Diese Patienten äußern eventuell den Wunsch nach einer Serviette (Krohwinkel 1993, 239). Davies (1986, 292) empfiehlt, daß der Pflegende bei Schlaganfall-Patienten den Mund nicht nach jeder einzelnen Nahrungsaufnahme mit einer Serviette abtupfen sollte. Statt dessen kann den Patienten erklärt werden, wie sie Essensreste mit der Zunge oder durch Übereinanderschieben der Lippen von Kinn und Lippe entfernen können. Des weiteren soll der Einsatz der Hände der Patienten zum Abwischen von Nahrungsresten benutzt werden.

Technische Hilfsmittel in Form von Eß- und Trinkhilfen werden in einer Vielzahl von Sanitätshäusern und ähnlichen Einrichtungen angeboten. Von meinen Interviewpartnern wollte ich wissen, welche Hilfsmittel sie kannten, und welche sie während des Essenreichens einsetzten. Folgende Eß- und Trinkhilfen wurden mir genannt:

- Übliches Besteck wie Messer, Gabel, Tee- und Eßlöffel
- Dreiteiliger Teller
- Rutschfeste Folie
- Teller mit Randerhöhung
- Spezielles Besteck mit verstärkten Griffen für Schlaganfall-Patienten
- Feuchter Waschlappen
- Handtuch
- Zellstoff
- Serviette
- Strohhalm
- Schnabelbecher
- Schnabeltasse (Interviews 1–10)

Meine Interviewpartner hoben immer wieder hervor, daß es in dem Krankenhaus, in dem sie derzeit als Pflegende tätig waren, kein spezielles Besteck für Schlaganfall-Patienten gab. Im Bedarfsfall improvisierten sie, indem sie den Griff des Bestecks mit einer Mullwikkel verstärkten und somit diesen für den Patienten griffester machten.

> Es gibt hier keine speziellen Sachen, aber wir haben uns vor kurzem für einen Schlaganfall-Patienten selber was zusammengebaut. Um das Besteck haben wir eine Mullbinde herumgewickelt (Interview 5).

> Also, wir machen das teilweise bei Schlaganfall-Patienten so, daß wir das Besteck (Gabel, Messer) durch Mullbinden verstärken, um die Griffigkeit besser zu gewährleisten (Interview 1).

In meiner letzten Beobachtung stellte ich fest, daß spezielles Besteck in diesem Krankenhaus jetzt vorrätig war. So hatten die Pflegenden beim Essenreichen eines Schlaganfall-Patienten eine Gabel mit verstärktem Griff eingesetzt (Abb. 32). Außerdem war der Tisch des Nachtschränkchens mit einer rutschfesten Folie versehen. Das Getränk wurde in einem Schnabelbecher und das Essen auf einem Teller mit Randerhöhung gereicht. Auch wenn der Patient überwiegend die Anleitung eines Pflegenden benötigte, so konnte er doch selbständig die Speisen einnehmen. Teilweise war durch diese Maßnahmen überhaupt keine Hilfe mehr notwendig.

Ist der Patient desorientiert, so geben Pflegende ihm lieber einen Löffel anstatt einer Gabel. So ist das Verletzungsrisiko eingeschränkt, und die Eigenständigkeit bleibt trotzdem so weit wie möglich erhalten.

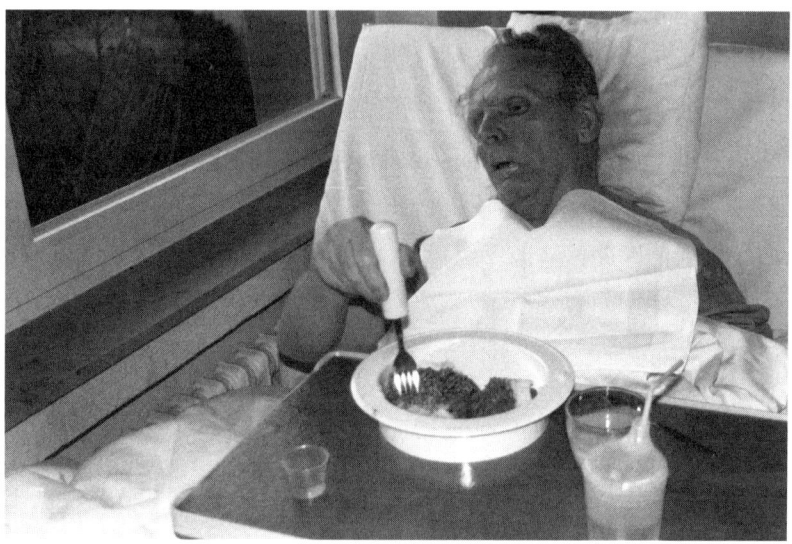

Abb. 32: Das Essenreichen unter Einsatz von Eß- und Trinkhilfen (Borker 1995).

Es ist wichtig, wie ich das Besteck auswähle. Gerade bei desorientierten Patienten ist es angebracht, denen keine Gabel in die Hand zu drücken, da die Verletzungsgefahr zu hoch ist, und diese Patienten selber nicht so gut damit zurechtkommen. Man kann ihnen einen großen Löffel geben (Interview 2).

Wenn die Patienten sehr desorientiert sind,... dann nehme ich lieber einen Löffel, damit sie sich nicht verletzen können (Interview 6).

... ich nehme dann einen Löffel, wenn der Patient nicht mit Messer und Gabel essen kann. Der Patient soll ja möglichst das, was er kann, selber machen. ... Eventuell würde ich den Löffel führen (Interview 7).

Um einen kleinen Einblick in die Vielzahl der Eß- und Trinkhilfen zu geben, möchte ich an dieser Stelle einige technische Hilfsmittel aufzeigen, die dem Patienten die Nahrungsaufnahme erleichtern können (Abb. 33).

Der Einsatz von Spezialbestecken (zum Beispiel mit Moosgummi verstärkte Besteckgriffe) erleichtert das Aufnehmen der Nahrung. Dieses kann bei Patienten, wie etwa Parkinson- und Rheumakranken, die häufig unter zittrigen Händen oder Störungen in der Feinmotorik leiden, eingesetzt werden (Brunen und Herold et al. 1995, 236).

Angewinkeltes Besteck oder verstärkte Kunststoffgriffe sind weitere Spezialbestecke für Patienten mit schwacher oder eingeschränkter Greiffunktion sowie mit Störungen der Armfunktion (Bartolome 1993, 190).

Die Verbindung von Hand und Besteck mit Hilfe eines Riemens eignet sich besonders für Patienten mit erheblichen Störungen der Greiffunktion (190).

Der Teller mit Randerhöhung ermöglicht diesen Patienten zusätzlich eine Erleichterung der Aufnahme der Speisen auf das Besteck (Brunen und Herold et al. 1995, 236).

Eine weitere Eß- und Trinkhilfe, die hier vorgestellt werden soll, ist die 'Flasche nach Ramsey' (ohne Abbildung). Mit ihrer Hilfe läßt sich die Nahrung im Mund leicht plazieren. Saugbewegungen sowie der Lippenschluß können durch sie gefördert werden. Die Flasche besteht aus weichem, formbarem Material, und an der Öffnung ist ein dünner Schlauch befestigt. Die Nahrung kann durch dosiertes Zusammendrücken der Flasche durch den Schlauch beliebig auf die Zunge des Patienten plaziert werden (Bartolome 1993, 187).

Der Becher mit Nasenausschnitt eignet sich für Patienten mit Störungen der Anteflexionshaltung des Kopfes (pathologisches Beugungsverhältnis) oder bei schwerer Störung der oralen Boluskontrolle (Bolus ist der Bissen, der im Mund zum Schlucken fertiggemacht ist). Damit wird dem Patienten auch bei stark vorgebeugtem Kopf das Trinken ermöglicht (187).

Die rutschfeste Unterlage verhindert das Verschieben des Eßgeschirrs. Dieses Hilfsmittel eignet sich besonders bei einseitig gestörter oder fehlender Arm- und Handgelenksfunktion sowie bei Koordinationsstörungen der oberen Extremitäten (188).

Das Ziel der Pflegenden, dem Patienten eine möglichst große Unabhängigkeit und Selbständigkeit beim Essen und Trinken zu gewähren, ist unter anderem nur durch den der Situation entsprechenden, sinnvollen Einsatz von Eß- und Trinkhilfen zu erreichen. Eine weitere Beachtung bedarf der Einsatz von Handgriffen und Fertigkeiten beim Essenreichen.

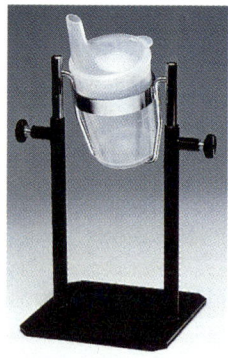 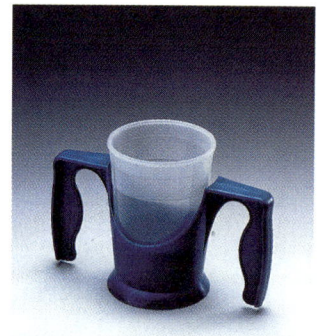

Trinkbechergestell[(T)]   Trinkhalme[(T)]   Trinkbecherhalterung[(T)]

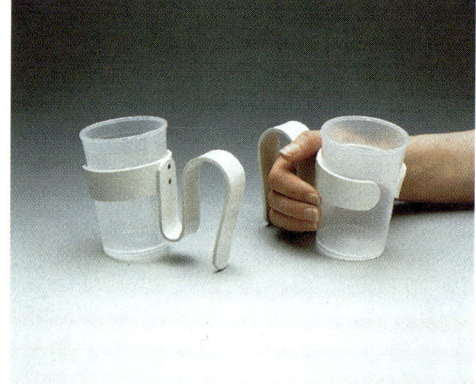 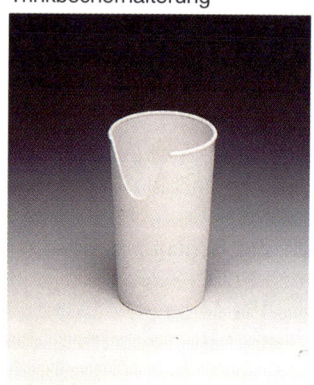

Becher mit Halterung[(T)]   Becher mit Nasenausschnitt[(T)]

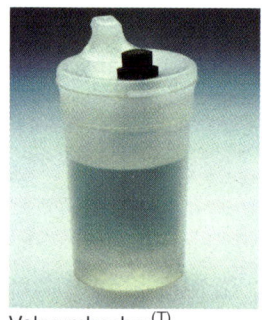 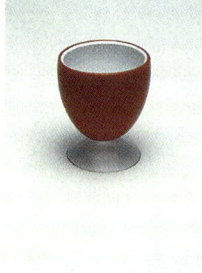 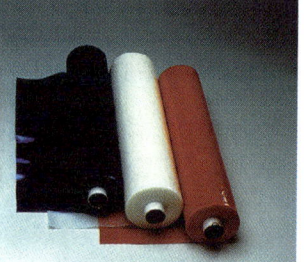

Vakuumbecher[(T)]   Eierbecher mit   rutschfeste Folie[(T)]
                           Saugnapf[(T)]

Abb. 33:   Eß- und Trinkhilfen.[13]

---

[13] Die oben aufgezeigten Abbildungen stammen aus folgenden Katalogen: Thomashilfen[(T)]: Für
      Alltag und Pflege, Den Alltag meistern, 1995 sowie aus Meyra[(M)]: Rehabilitationsmittel, Das
      große Programm der kleinen Hilfen, Ausgabe Juni 1994.

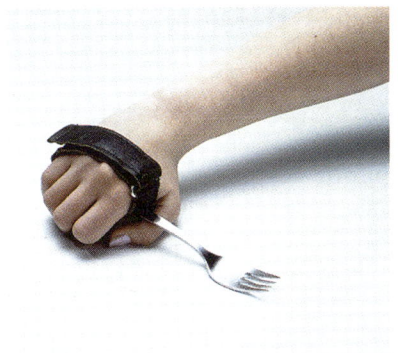
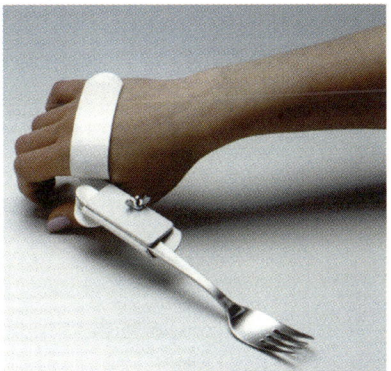

Besteckhalter[T]

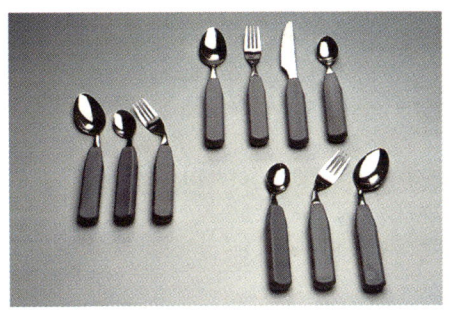
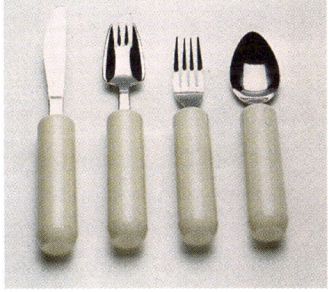

a

b

a–c: Spezialbestecke[T]

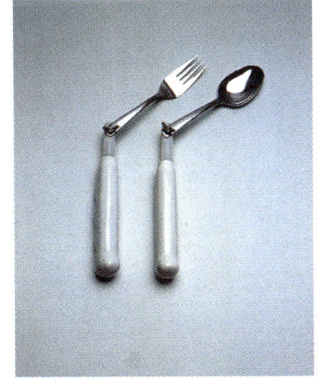
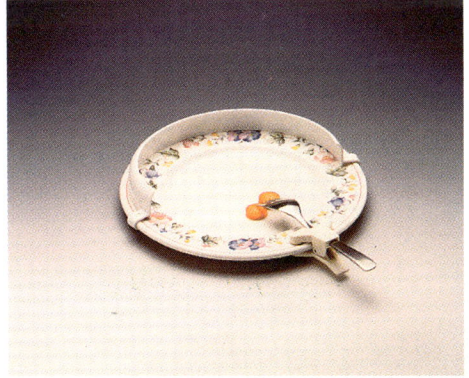

c

Teller mit Randerhöhung[T]

6.9.2 Verwendung von Handgriffen und Fertigkeiten
beim Essenreichen

In meinen Interviews stellte ich den Pflegenden die Frage, ob sie
unterstützende Handgriffe beim Essenreichen kannten und diese auch
selber anwendeten. Mir wurden Handgriffe beschrieben, mit denen der
Mund des Patienten geöffnet, das Auslösen eines Schluckreflexes pro-
voziert oder der Kopf des Patienten beim Essenreichen gehalten werden kann:

- Ich unterstütze die Mundöffnung des Patienten, indem ich ohne
  Gewalt das Kinn leicht herunterdrücke.
- Ich streiche das Kiefergelenk aus, damit sich der Mund des Patienten öffnet.
- Bei Patienten mit Schluckstörungen kann der Zungenboden aus-
  gestrichen werden, damit das Schlucken des Patienten unterstützt wird.
- Indem ich über den Kehlkopf streiche, löse ich einen Schluckreflex aus.
- Den Kopf des Patienten halte ich so, daß der Schluckakt problemlos passieren kann.
- Ich umfasse die Hand des Patienten und führe sie gemeinsam mit
  dem Besteck zum Mund.
- Wenn der Patient trinkt, nehme ich seinen Kopf nach vorne, damit er die Flüssigkeit besser zu sich nehmen kann (Interviews 13
  u. 6 – 9).

Anhand von Fotografien möchte ich einige Handgriffe zeigen, wie
sie von Pflegenden während meiner Beobachtungen angewendet wurden (Abb. 34 – 37).

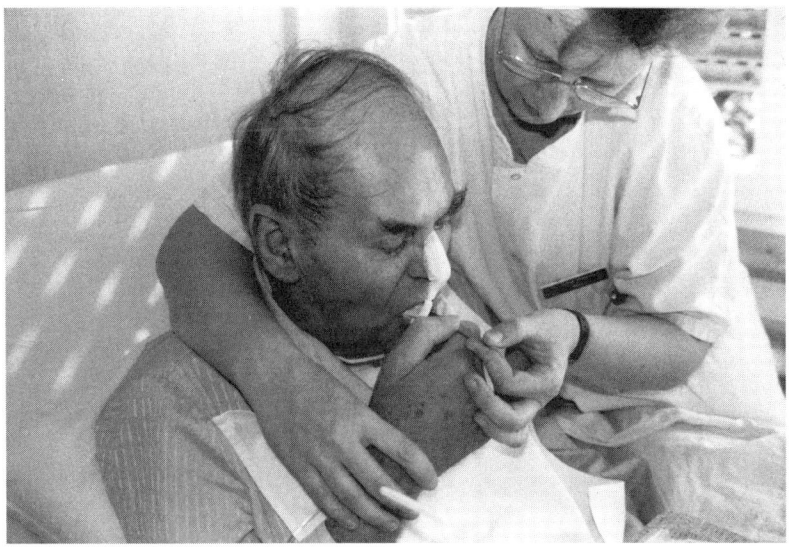

Abb. 34: Eine Pflegende hilft einem Patienten beim Führen des Löffels zum Mund (Borker 1994).

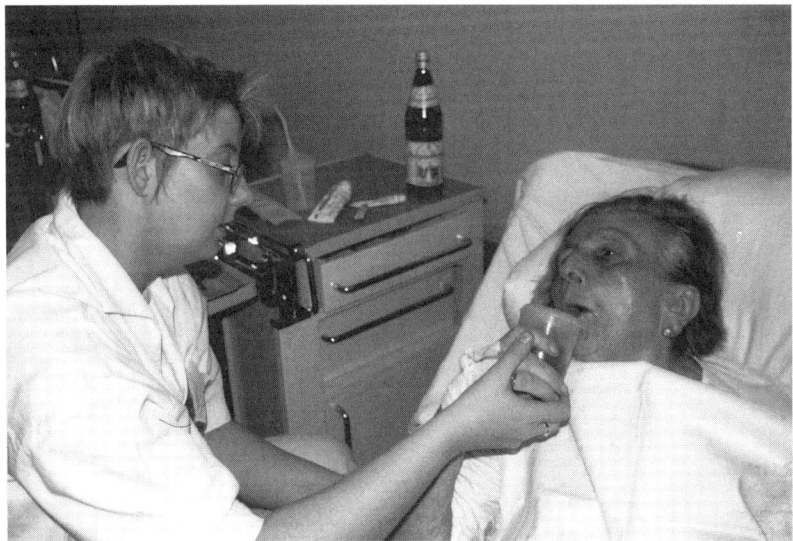

Abb. 35: Eine Pflegende umfaßt die Hand einer blinden Patientin, um sie gemeinsam mit dem Schnabelbecher zum Mund der Patientin zu führen (Borker 1994).

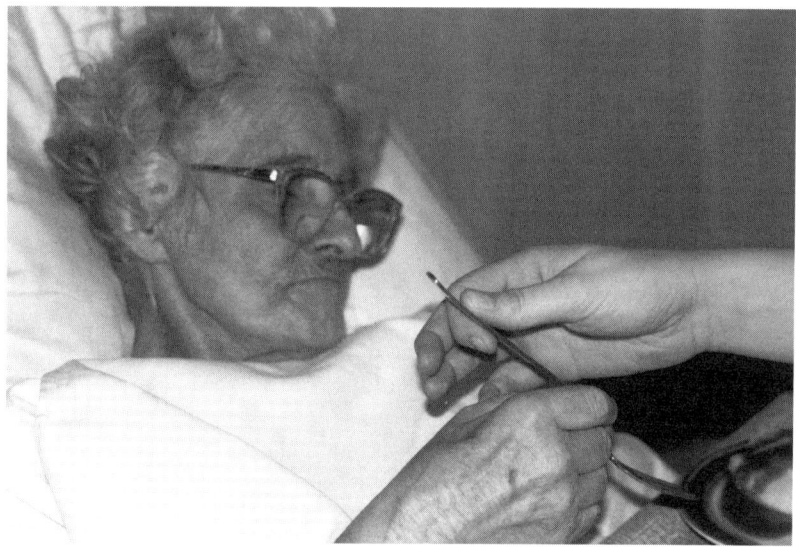

Abb. 36:   Einer Patientin wird eine Gabel gereicht (Borker 1994).

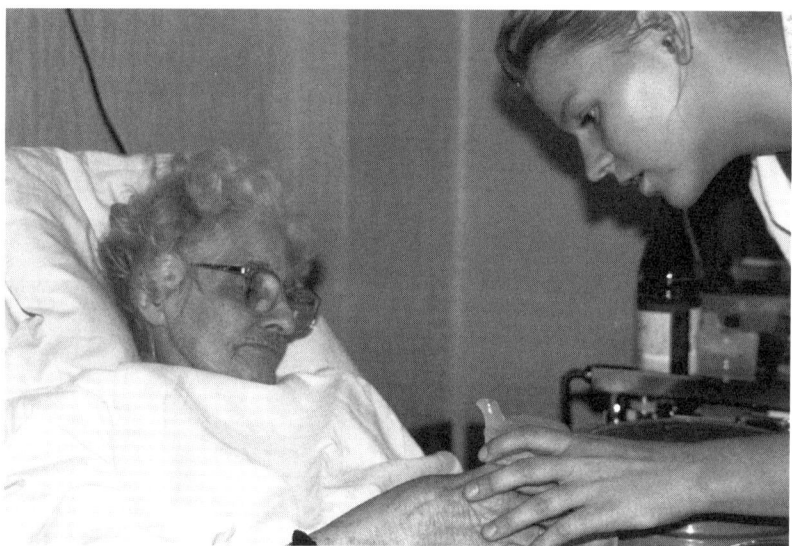

Abb. 37:   Eine Pflegende hilft der Patientin beim Umfassen des Schnabel-
bechers (Borker 1994).

In dem Krankenhaus, in dem ich meine Forschungsarbeit durchführte, wurde ein Übungsbrett (Abb. 38) mit alltäglichen Gebrauchsgegenständen eingesetzt. Mit Hilfe dieses Brettes konnten Patienten mit Behinderungen ihre Handfertigkeiten üben. Für Patienten, deren körperlichen Funktion bei der Nahrungseinnahme eingeschränkt oder nicht mehr vorhanden ist, scheint der Einsatz dieses Übungsbrettes für das Erlernen von Handfertigkeiten sehr sinnvoll zu sein. Erweiterungen wären denkbar, indem beispielsweise zwei Teller auf dieses Brett montiert werden, wobei einer dieser Teller mit kleinen Kugeln gefüllt wird. Die Übung des Patienten könnte so aussehen, daß er mit dem Löffel die Kugeln von einem Teller zum anderen befördert.

Im weiteren möchte ich neben den Hilfsmitteln die Fertigkeiten und Handgriffe aufzeigen, die dem Pflegenden beim Essenreichen hilfreich sein können. Hierzu einige Beispiele aus der einschlägigen Literatur: .

Werden Flüssigkeiten mit dem Löffel angeboten, wird dieser zu dreiviertel gefüllt an die Unterlippe gehalten, und unter leichter Drehung läßt der Pflegende das Getränk in die Wangentasche einfließen. Der Patient verschluckt sich auf diese Weise weniger (Juchli 1994, 253).

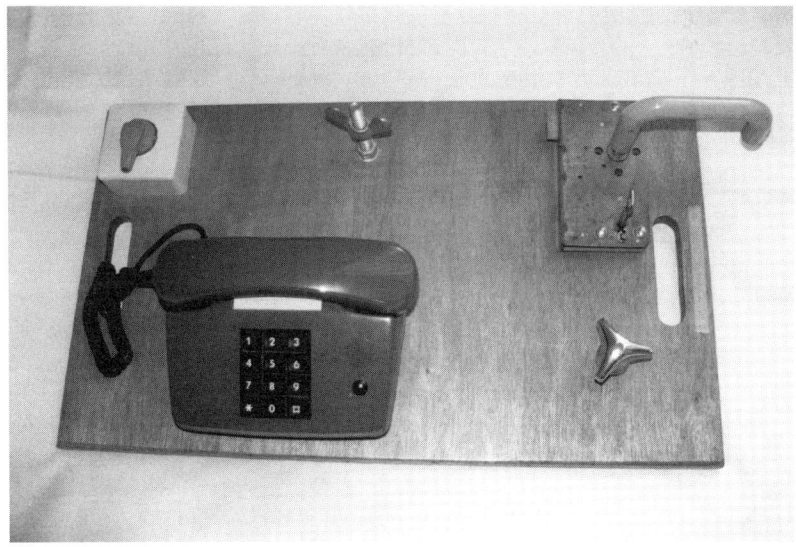

Abb. 38:   Ein Übungsbrett mit alltäglichen Gegenständen (Borker 1995).

Dem Patienten mit Trinkschwierigkeiten kann Flüssigkeit mit Hilfe einer Spritze, die zwischen den Lippen in den Mund eingeführt wird, zugeführt werden. Der Pflegende legt dazu seine Hand um den Unterkiefer des Patienten und hebt diesen an. Dadurch bewegt sich die Zunge des Patienten nach hinten und ist somit in Schluckbereitschaft. Mit der Spritze gibt der Pflegende jetzt die Flüssigkeit langsam ein (Roper 1993, 347).

Mit Hilfe einer Pipette wird dem Patienten, der unter einem eingeschränkten Schluckreflex leidet, Flüssigkeit bei seitlich gedrehtem Kopf in die Wangentasche eingeträufelt. Ebenfalls zeigt sich diese Methode als sehr nützlich zum Trainieren des Schluckreflexes. Ist der Einsatz von Armen und Händen des Patienten zum Trinken aus Gründen einer Behinderung nicht möglich, hilft der sogenannte C-Griff des Pflegenden, indem er zum Beispiel eine Schnabeltasse so an die Lippen des Patienten anlegt, daß dieser die Möglichkeit hat, ein Getränk anzusaugen (Dittrich und Weinreich 1988, 94–95).

Heiße Getränke dürfen nicht ohne weiteres gereicht werden, wenn der Patient nicht selber in der Lage ist, die Temperatur der Flüssigkeit zu überprüfen. Der Pflegende testet sie mit einem Probierlöffel oder überprüft die Temperatur, indem er das Gefäß mit ihrem heißen Inhalt an der Innenseite seines Handgelenkes berührt (95).

Das vordere Drittel der Zunge kann bei Passivität des Patienten mit einem Löffel leicht nach unten gedrückt werden, um einen Schluckreflex auszulösen. Bei geschlossenem Mund berührt ein Löffel die Lippen, um den Patienten zum Mundöffnen zu motivieren. Ist der Mund geöffnet, reicht häufig ein Berühren des Gaumens oder der Zunge für eine stimulierende Wirkung auf den Schluckreflex aus. Spasmen, wie sie zum Beispiel bei Schlaganfall-Patienten vorkommen, können eine Mundöffnung verhindern. Es gibt Techniken, den Mund ohne Gewalt zu öffnen: der Pflegende nimmt seinen Daumen, drückt ihn leicht auf den Unterkiefer und stützt diesen von unten mit dem Zeigefinger ab. Eine weitere Möglichkeit besteht darin, das Kinn durch leichtes Auf- und Abbewegen oder Hin- und Herschieben zu lockern. Mit beiden Zeigefingern wird danach der Unterkiefer nach vorne geschoben (Brunen und Herold et al. 1995, 238–239).

Patienten mit neurologisch bedingten Dysphagien leiden häufig unter einem verzögert auslösbarem Schluckreflex. Es kann angenommen werden, daß der Schluckakt ausgelöst wird, wenn größere Schleimhautareale, besonders in den Arealen der vorderen Gaumenbögen, stimuliert werden. Eis ist einer der stärksten Reize. „Mit einem geeisten Watteträger oder einem zehn Sekunden in Eiswasser getauchten Larynxspiegel werden die unteren Drittel der vorderen Gaumenbögen leicht betupft. Anschließend soll der Patient mit nach vorne gesenktem Kopf schlucken (Nusser-Müller-Busch 1994, 16)." Die Eisstimulation soll jeweils dreimal unmittelbar vor den Mahlzeiten erfolgen. Beobachtungen zeigten, daß die einzelne Sensibilisierung mit Eis ein bis drei Schlucke bewirkt (16).

Zwei Handgriffe, die bei Schlaganfall-Patients Verwendung finden, und die besonders nützlich bei der Nahrungsaufnahme sind, möchte ich hier aufzeigen. Es erscheint mir sinnvoll, diese beiden Kontrollgriffe (sie werden auch als Kieferkontrollgriffe bezeichnet) auch in anderen Situationen des Essenreichens einzusetzen, wie etwa bei Patients mit einer ausgeprägten Demenz.

1. Der Pflegende steht neben dem Patienten an der hemiplegischen Seite, wenn dieser Hilfe bei der Kopfkontrolle braucht, und legt seinen Arm um dessen Hinterkopf. Der Kopf des Patienten wird mit Armbeuge und Oberarm gehalten. Mit Zeige- und Mittelfinger wird das Kinn des Patienten umfaßt. Dieses ermöglicht dem Pflegenden, den Lippenschluß und die Zungenbewegungen zu fühlen und teilweise zu beeinflussen. Auf dem Kiefergelenk liegt der Daumen (Abb. 39).

2. Der Pflegende sitzt vor dem Patienten, wenn der Patient seinen Kopf in normaler Stellung halten kann. Er legt seinen Daumen auf das Kinn und seinen Mittelfinger unter den Zungenboden zwischen den

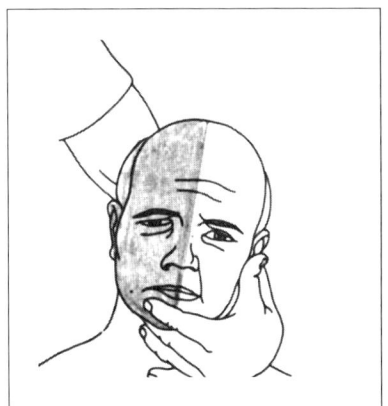 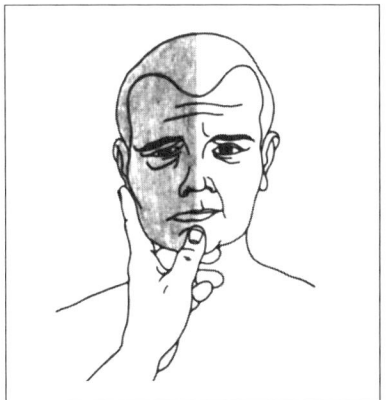

Abb. 39: Kontrollgriff bei Patienten, die den Kopf nicht in normaler Stellung halten können (rechtsseitige Hemiplegie) (Urbas 1994, 198).

Abb. 40: Kontrollgriff bei Patienten, die den Kopf korrekt halten können (rechtsseitige Hemiplegie) (Urbas 1994, 199).

Kieferknochen. Seitlich an der Wange liegt der Zeigefinger. Der Daumen kontrolliert und unterstützt das Schließen der Lippen, und die Mittelfinger können die Zungenmotorik fühlen (Abb. 40) (Davies 1986, 197).

Die oben aufgeführten Fertigkeiten und Handgriffe sind eine kleine Auswahl für unterstützende Maßnahmen beim Essenreichen, die ich bei situationsgerechter Anwendung für sinnvoll halte. Dem Pflegenden können sie eine hilfreiche Unterstützung beim Essenreichen bieten. Dem Patienten geben sie das Gefühl von Sicherheit. Ich möchte auf weitere Literatur zum Thema Fertigkeiten und Handgriffe beim Essenreichen und Ernährungsempfehlungen bei Kau- und Schluckstörungen hinweisen. Diese sind im Literaturverzeichnis aufgeführt (Davies 1986, 271–293, 17–19; Deubs 1988 a, 245–249, Deubs 1988 b, 329–335, Köther und Gnamm 1990, 193–199, Schalch 1992, 17–88, Bartolome et al. 1993, 25–44 u. 186–191, Stegmayer-Petry und Maletzki 1993, 86–91, Nusser-Müller-Busch 1994, 16, Kuhlmann und Töbeck 1994, 17–19, Urbas 1994, 190–205).

6.9.3 Hilfe bei Übelkeit und Erbrechen und weitere unterstützende Maßnahmen

Das Essenreichen bei Patienten, die unter Übelkeit und Erbrechen leiden, ist für den Pflegenden und den Patienten mit einer Vielzahl von Problemen und Schwierigkeiten verbunden. Aus dem Blickwinkel der unterstützenden Maßnahmen beim Essen und Trinken erfolgt eine Erörterung der oben genannten Symptome. Weiterhin möchte ich mich mit unterstützenden Maßnahmen für den Patienten befassen, die an Sodbrennen und Mundentzündungen leiden.

Übelkeit kann das Zeichen einer Fehlfunktion im Verdauungstrakt oder eine Begleiterscheinung der Schwangerschaft sein. Es besteht in der Regel eine Drucksteigerung in Magen, Zwölffingerdarm oder Speiseröhre. Die Betroffenen sind blaß, schwitzen, frieren, und befürchten, ohnmächtig zu werden. Der Pflegende bietet dem Patienten Hilfe an, indem er ihn zum tiefen Durchatmen motiviert und Eis lutschen läßt. Unangenehme Gerüche sollten vermieden werden. Die Ursachen von Übelkeit können vielfältig sein. Eine Aufklärung der Ursache bei anhaltender und häufiger Übelkeit ist angezeigt, da sie eventuell auf einer Krankheit beruht (Brunen und Herold et al. 1995, 251).

Bei Übelkeit kommt es fast immer zu einem Appetitverlust. Übermäßige Nahrungs- und Flüssigkeitszufuhr, Angstzustände und Medi-

kamente, die die Schleimhaut des Verdauungstraktes reizen, unerwünschte Nebenwirkungen von Medikamenten wie zum Beispiel bei
Morphium oder Digoxin, Fehlfunktionen des Verdauungstraktes, Narkosenebenwirkungen, Gelbsucht und Schmerzen an irgendeiner Stelle
des Körpers kommen als weitere Verursacher von Übelkeit in Frage.
Mit Hilfe einer Akupunktur konnte in einem Projekt bei 105 Krebspatienten, die unter Übelkeiten litten, eine achtstündige Befreiung von
ihrer Übelkeit bewirkt werden (Roper et al. 1993, 347–348).

Erbrechen ist ein wichtiger Schutzreflex, der durch das Brechzentrum im verlängerten Mark gesteuert wird. Mit Hilfe der Bauchpresse
sowie durch Kontraktionen der Speiseröhre und des Schlundes wird
der Mageninhalt durch den Mund nach außen gepreßt. Hilfeleistungen
gegen Erbrechen können unter anderem mit Antiemetika nach Verordnung erfolgen (Juchli 1994, 239–240). Elektrolytverschiebungen, Dehydration, Herz, Kreislauf- und Muskelschwächen sind die Folgen eines länger anhaltenden Erbrechens, wodurch sich die Betroffenen auch
erschöpft fühlen. Eine psychische und physische Belastung durch Erbrochenes, das unangenehm riecht und schmeckt, kann eine weitere
Folge sein. Dem in Sitzhaltung erbrechenden oder würgenden Patienten wird Hilfe vom Pflegenden durch eine Unterstützung im Rücken,
bei gleichzeitigem Halten des Kopfes an der Stirn, gegeben. Ein liegender Patient sollte in die Seitenlage gebracht werden, wobei der zur
Seite gedrehte Kopf abgestützt wird. Der Pflegende ermuntert den Patienten zu ruhigem und tiefem Durchatmen. Eine Brechschale dient
dem Auffangen des Erbrochenen, um die Umgebung des Patienten zu
schützen. Nach dem Erbrechen gibt der Pflegende dem Patienten die
Möglichkeit, seinen Mund mit erfrischendem Mundwasser zu spülen
und sein Gesicht und seine Hände zu waschen. Später kann der Salzverlust eventuell mit schwarzem Tee, Brühe oder Cola ausgeglichen
werden (Brunen und Herold 1995, 252).

Sodbrennen ist ein vom Magen her aufsteigendes brennendes Gefühl hinter dem Brustbein. Es ist die Folge eines Refluxes von saurem
oder gallehaltigem Magen- beziehungsweise Duodenalsaft in die Speiseröhre und tritt in der Regel nach Mahlzeiten auf. Das Sodbrennen
steht häufig im Zusammenhang mit einer Hiatushernie (Durchtritt von
Magenteilen aus der Bauch- in die Brusthöhle) oder einem Magengeschwür (Roper et al. 1993, 349, Juchli 1994, 238). Eine alkalische
Mixtur und das aufrechte Sitzen nach einer Mahlzeit können Abhilfe
verschaffen. Wirken diese Maßnahmen nicht, hilft wenigstens ein
Mundwasser, um die Unannehmlichkeiten zu lindern (Brunen und Herold 1995, 251).

Hauptsächlich Pflegebedürftige sind infolge von Belägen auf der Zunge, Schwellungen, Entzündungen und Schmerzen in der Mundhöhle bei der Aufnahme von Speisen behindert. Ihre Abwehrkraft kann aufgrund von Fieber oder Unterernährung geschwächt sein. Auch eine schlecht sitzende Zahnprothese wirkt sich nachteilig auf die Nahrungsaufnahme aus. Viele dieser Erscheinungen lassen sich mit Hilfe einer korrekten Mundhygiene wie durch regelmäßiges Zähneputzen, Spülen mit Kamillentee, Salbeitee oder Salviathymol weitgehend verhindern. Prophylaktisch wird die Kautätigkeit von Risikopatienten zum Beispiel mit Kaugummi, Dörrobst oder trockenem Brot zur Verhinderung der oben genannten Probleme angeregt. Die Parotitis läßt sich mit Hilfe von Massagen der Wangen vor den Ohren oder dem Betupfen der Wangentaschen mit einem in Zitronensaft eingetauchten Stäbchen abwenden. Infektionen müssen unter Umständen antibiotisch behandelt werden. Unterstützend zur Antibiotikatherapie spült der Patient seinen Mund mit Myrrhetinktur (fünf Tropfen/Glas) oder mit unverdünntem Hexoral. Einem trockenen Mund und Mundgeruch kann im allgemeinen mit einer sorgfältigen Mundpflege mittels regelmäßigem Spülen des Mundraumes, Trinken von säuerlichen Getränken, Beißen in frische Früchte, Lutschen von Eis oder Glycerin-Lemonstäbchen oder einem aufgestellten Luftbefeuchter entgegengewirkt werden (Brunen und Herold et al. 1995, 242–251). Der Pilz Candida albicans ruft gelegentlich Soor hervor. Hier können Redoxon-Brausetablette oder pilzabtötende Tabletten eine Verbesserung des Wohlbefindens bewirken. Eine Enzian-Veilchen-Mundspülung, die dreimal pro Tag über vier Tage lang angewandt wird, stellt eine weitere Hilfe bei Entzündungen des Mundes dar (Roper et al. 1993, 345–346).

Bei Patienten mit schlaffer Halbseitenlähmung stellt sich oft die Problematik, daß Nahrung in der gelähmten Mundhöhlenseite liegen bleibt (Brunen und Herold et al. 1995, 238). Diese Patienten sind oft nicht in der Lage, Speisereste mit ihrer Zunge von der gelähmten Seite des Mundraumes zu holen. Bei ihnen ist eine exakte Mundpflege nach jeder Mahlzeit angezeigt, um der Gefahr einer Mundinfektion entgegenzuwirken (Solak 1991, 787). Aufgrund mangelnder Sensibilität und Vernachlässigung der gelähmten Seite werden die Zähne gar nicht oder nur unzureichend geputzt. Gute Dienste leistet hier eine elektrische Zahnbürste, denn dem Patienten wird weniger Geschick bei der Handhabung dieser Bürste abverlangt als bei einer normalen Zahnbürste (Davies 1986, 293).

Der Pflegende prüft vor dem Essenreichen, inwieweit der Schluckreflex bei einem Schwerkranken erhalten ist. Zunächst wird dem Patienten mit einem Teelöffel wenig ungesüßter Tee oder Mineralwasser eingegeben (Dittrich und Weinreich 1987, 1026). Weil die Schluckbewegungen oft optisch nicht wahrnehmbar sind, kann mit Hilfe der taktilen Kontrolle ein Ertasten des Schluckens ermöglicht werden. Der Pflegende legt dazu den Zeigefinger unter die Zunge des Patienten, den Mittelfinger auf das Zungenbein, den Ringfinger auf den Kehlkopf und den kleinen Finger direkt unter den Kehlkopf (Abb. 41).

Beim Essenreichen kann es trotz größter Vorsicht vorkommen, daß sich der Patient verschluckt. Klopfen auf den Rücken soll dem Patienten helfen, den Bissen wieder herauszuwürgen. Ist der Patient dazu nicht in der Lage, wird der sogenannte Heimlich-Griff (Abb. 42) angewandt, der am stehenden wie auch am liegenden Patienten durchführ-

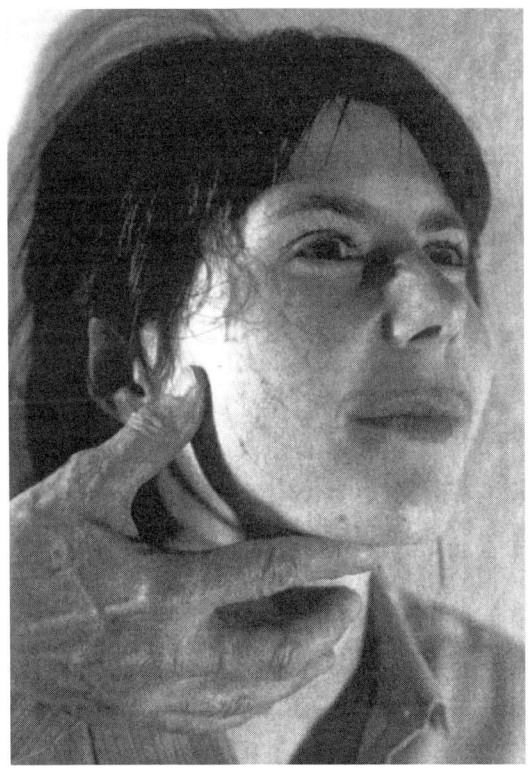

Abb. 41: Die taktile Kontrolle des Schluckens (Schalch 1992, 31).

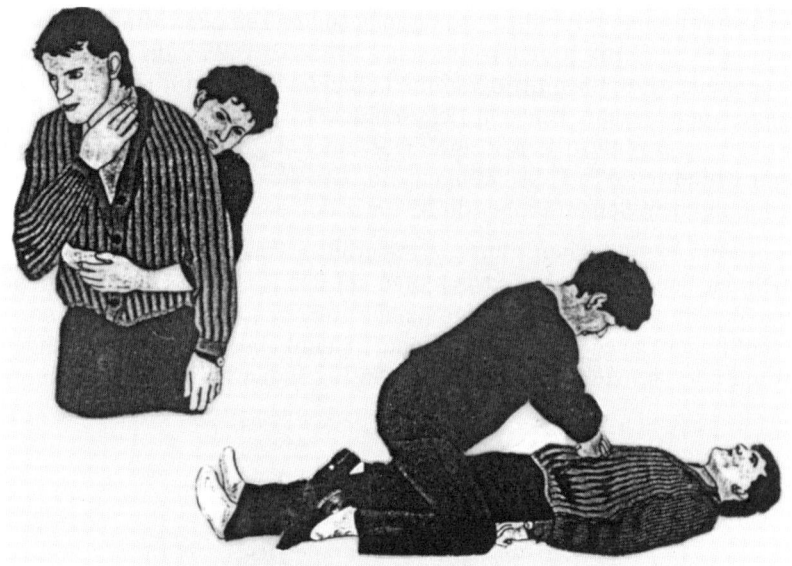

Abb. 42:   Heimlich-Griff am stehenden und am liegenden Patienten
(Juchli 1994, 254).

bar ist. Der Pflegende umfaßt den stehenden Patienten und legt seine
Hände auf das Epigastrium (Magengrube). Dann führt er mehrere kräf-
tige Druckstöße in Richtung Zwerchfell aus. Beim liegenden Patienten
wird mit den Handballen der flach übereinander gelegten Händen ein
Bauchdruck ausgeübt. Das Hochdrücken des Zwerchfells bewirkt eine
Druckerhöhung im Trachealraum und soll den verschluckten Bissen
wieder hervorbringen.

    Unterstützende Maßnahmen, wie etwa die Verwendung von Eß-
und Trinkhilfen oder das Anwenden von Handgriffen (Kieferkontroll-
griff beim Trinkenreichen), sollen dem Pflegenden bei der Ausübung
seiner pflegerischen Tätigkeit dienlich sein. Aus diesem Grund wurden
sie hier aufgezeigt. Aus den Aussagen der Beobachtungen, Interviews
und Selbstberichten stellte ich fest, daß unterstützende Maßnahmen
beim Essen und Trinken nur ansatzweise bekannt waren. Ich denke
jedoch, daß ihnen eine weitaus größere Bedeutung beigemessen werden muß. Beherrscht der Pflegende alle unterstützenden Maßnahmen
in Quantität und Qualität, und setzt er diese der Situation entsprechend
ein, so erfährt er automatisch eine größere Sicherheit und Zufriedenheit bei seiner täglichen pflegerischen Tätigkeit im Zusammenhang

mit dem Essenreichen. Dieses bewirkt wiederum einen positiven Effekt auf den Patient, da der eine bessere qualitative Pflege erhält.

6.10 Anregungen der Pflegenden zum Essenreichen

Die letzte Frage im Interviewleitfaden lautete: „Haben Sie noch Anregungen zu diesem Thema oder möchten Sie noch etwas zu diesem Thema sagen?" Ich beabsichtigte mit dieser Frage, meinen Interviewpartner eine weitere Gelegenheit zu persönlichen Meinungen und Anregungen zum Thema Essenreichen zu geben. Die Antworten meiner Interviewpartner möchte ich nachfolgend kurz aufzeigen.

Einzelne Meinungen einiger Interviewpartner:

- Das Essenreichen ist ein Tabuthema.
- Ist das Essenreichen beim Patienten schwierig, muß statt Schüler oder Praktikant ein examinierter Pflegender das Essen reichen.
- Essenreichen ist eine sehr angenehme Tätigkeit, sie kann jedoch auch langweilig sein.
- Da das Essenreichen als ganz verständlich hingenommen wird, gehen viele mögliche Verbesserungen im Bezug zum Essenreichen unter.
- Essenreichen ist ein wichtiges Element, jedoch wird es oftmals vernachlässigt.

Einzelne Anregungen einiger Interviewpartner:

- Das Thema Essenreichen bedarf einer Einbeziehung in die Fortbildung.
- Es sollte immer dieselbe Person dem Patienten das Essen reichen.
- Das Essenreichen bedarf einer attraktiveren Gestaltung.
- Die Möglichkeit, mehr Hilfsmittel als nur Schnabelbecher und Schnabeltasse einzusetzen, wäre sicherlich sinnvoll.
- Ein ganz enges Bezugssystem zum Patienten sollte hergestellt werden.
- Angehörige sollten animiert werden, das Essen zu reichen.
- Beim Essenreichen sollte man sich mehr Zeit lassen (Interviews 1–10).

Anhand von Zitaten aus einigen Interviews greife ich die drei letztgenannten Punkte noch einmal auf. Danach beende ich die Darstellung
der Ergebnisse aus meiner Hauptuntersuchung und gebe anschließend
Anregungen für die Pflegepraxis am Beispiel von zwei schwedischen
und einer niederländischen Studie.

Ich glaube, daß es ... dem Patienten sehr zu gute kommt, wenn ein ganz
enges Bezugssystem zum Patienten hergestellt wird. Ich denke, daß dadurch auch das Bewußtsein ... für das Essenreichen und ... die Wichtigkeit
der Mahlzeiten bei den pflegenden Examinierten größer wird, weil sie
dann den Patienten besser kennen (Interview 9).

Vielleicht sollte man ... die Angehörigen animieren ..., zu den Mahlzeiten
zu kommen. ... Ich denke es ist für den Patienten angenehmer, von jemandem das Essen zu bekommen, den man kennt, als von einer fremden Person. ... Ich denke auch, daß es nicht so schlimm ist, wenn man sie mal
fragt, ob sie bereit sind, zu den Mahlzeiten zu kommen. Da habe ich ...
gute Erfahrungen ... gemacht. Die Patienten sind damit wesentlich besser
zufrieden und essen auch besser (Interview 8).

Die Angehörigen müßten viel mehr einbezogen werden. ... Es ist wirklich
häufig so, daß die Angehörigen, ... wenn das Essen kommt, sich verdrük-
ken oder gar nicht auf die Idee kommen, daß sie vielleicht mal Essen anreichen könnten. Es gibt mit Sicherheit ... viele Patienten, wo das Essenreichen durch Angehörige ohne Probleme möglich ist. ... Das fände ich ...
wichtig, daß wir die Angehörigen dazu einspannen, daß sie zu den Mahlzeiten, wenn es ... möglich ist, erscheinen. Zumindestens aber, daß sie
eine halbe Stunde länger dableiben, wenn sie sowieso schon da sind. ...
Das ist einfach eine Tätigkeit, die wirklich sehr ... viel Zeit in Anspruch
nimmt (Interview 6).

Man müßte sich ... mehr Zeit für das Essenreichen lassen. ... Wenn man
mit dem Essenreichen fertig ist, dann geht man. Da müßte man wirklich
die Möglichkeit haben, ein bißchen sitzen zu bleiben, um sich noch weiter
um den Patienten zu kümmern und ihm zuzuhören. Das ist ja in allen Bereichen so bei uns in der Krankenpflege – das meine ich, daß man ein
bißchen mehr Zeit haben müßte für die Menschen (Interview 7).

IV Aktueller Forschungsstand

Während meiner Literaturrecherche fiel mir auf, daß nur sehr wenige Studien zum Thema Essenreichen in der Pflege vorliegen. Lehrbücher befassen sich in kurzen Kapiteln mit diesem Thema. Dabei liegen die Schwerpunkte überwiegend in der speziellen Pflege, wie der Verabreichung von Sondenkost, der unterstützenden Maßnahmen sowie Eß- und Trinkhilfen oder Handgriffe beim Essenreichen.

Ähnlich ergeht es auch den Niederländern. So schreibt Deutekom (1989, 801), daß die niederländische Zeitschrift für Krankenpflege (TvZ) sich bisher (1977–1988) in weniger als einem Prozent der Artikel mit der Ernährung in der Pflegepraxis beschäftigten. In den meisten Artikeln gehe es um spezielle Pflege wie die Verabreichung von Sondenkost. Weiterhin stellte Deutekom in einer eigenen Untersuchung in einem Krankenhause fest, daß in Pflegeberichten nur selten pflegerische Probleme zur Ernährung zu finden waren, auch nicht über Patienten mit offensichtlichen Eßproblemen.

Ein Grund dafür, daß sich die einschlägige Literatur in einem nur sehr bescheidenen Umfang mit pflegerischen Problemen des Essenreichens befaßt, könnte auch im Thema selbst begründet sein. Beschäftigt sich der einzelne mit Problemen beim Essenreichen, wird ihm schnell bewußt, auf was für eine umfangreiche Studie er sich eingelassen hat. Außerdem wird er erkennen, wie unübersichtlich die Vielzahl der Probleme im Zusammenhang mit dieser Thematik ist. Hat derjenige dennoch ein Forschungsinteresse, stellt sich die nächste Frage: welche Untersuchungsmethoden sollen gewählt werden, um spätere qualitative Aussagen machen zu können? Ist die Anzahl der Beobachtungen und Befragungen zu groß gewählt, besteht die Gefahr des Scheiterns in diesem Forschungsvorhaben.

Eine unveröffentlichte deutsche Studie, die im Zeitraum 1978–1980 zur 'Bedeutung und Auswirkungen des pflegerischen Verhaltens bei der Nahrungsaufnahme bei Patienten mit Hemiplegie' erstellt wurde, zeigt genau die oben genannte Problematik. In einem Schreiben an

eine der Autorinnen dieser Studie bat ich um weitere Informationen
ihrer Veröffentlichung. Einen Ausschnitt aus dem Antwortschreiben
(Anhang 13) möchte ich hier aufzeigen:

> Leider muß ich Ihnen mitteilen, daß uns die Forschung damals nicht so
> gelungen ist. Wir waren noch sehr in der Übungsphase. Es handelte sich
> um die Zeit 1978/79/80. Unsere Fragebögen waren viel zu umfangreich.
> Das, was wir uns vorgenommen hatten, Personen zu befragen, war eben-
> falls zu groß und umfangreich gewählt.

Was bei dieser Studie herausgefunden werden konnte, wurde mir
in diesem Schreiben als Kurzzusammenfassung dargestellt. Diese
möchte ich dem Leser nicht vorenthalten.

> Das Endergebnis, was wir herausfinden konnten war, in kurzen Worten
> zusammengefaßt, daß Pflegende zum damaligen Zeitpunkt 1978/79/80
> zuvor keine gezielten Kenntnisse sich einholten, ob die Mundsituation
> einwandfrei war. Es wurden auch keine Daten erhoben, was dem Patien-
> ten wesentlich erschien während des Essens selbst zu tun oder auch wel-
> che Lieblingsspeisen er bevorzugte. Was sehr rasch deutlich wurde – es
> handelte sich um freie Beobachtungen, die wir auf der Station durchfüh-
> ren konnten – war, daß Pflegende dazu neigten, den Ärzten den Rat anzu-
> bieten, diesem Patienten eine Sonde zu legen, da er sonst zu rasch aspirie-
> ren würde. Man muß in diesem Zusammenhang wissen, daß 1980 kaum
> Logopäden in den Krankenhäusern vorhanden waren, Schlucktrainings
> fast überhaupt nicht durchgeführt wurden und auch die Ausbildung, die
> wir in der Pflege genossen hatten, uns darauf nicht vorbereitete.[14]

Beschäftigt sich der Interessierte mit dem jetzigen Forschungs-
stand im Zusammenhang mit dem Essenreichen in der Pflege, stößt er
nach kurzer Zeit auf mehrere Studien, die aus Schweden[15] stammen.
Ich möchte besonders auf die Literatur dieser Forschungsarbeiten hinweisen, da der Detaillierungsgrad, den diese Studien aufweisen, in Studien anderer Nationen kaum aufzufinden ist. Beispielsweise beschäftigen sich die schwedischen Autoren Norberg und Hirschfeld (1995,
5–13) in einem Vergleich zwischen Israel und Schweden mit dem The-

---

[14] Das Antwortschreiben von Christel Bienstein vom 24.02.1995 bezieht sich auf die unveröffentlichte Studie 'Bedeutung und Auswirkungen des pflegerischen Verhaltens bei der Nahrungsaufnahme bei Patienten mit Hemiplegie'. Zu den Autoren dieser Studie zählen Christel Bienstein,
Bettina Schulte und Angelika Zegelin, die diese Studie im Zeitraum 1978–1980 durchführten.
Ein Ziel dieser Studie war es, aktuelles Wissen über die Ernährung von Hemiplegikern zusam-
menzutragen, Ernährungsgewohnheiten zu ermitteln und Handlungskonzepte des Pflegepersonals
zu erfassen.
[15] Die in meiner Studie aufgezeigten Studien aus Schweden stammen überwiegend aus der schwedischen Universität von Umeå, Departement für Pflegeforschung, S-90124 Umeå

ma 'Ethische Entscheidungen im Zusammenhang mit der Ernährung schwer dementer Patienten'. Die 'Gespräche und Verhaltensweisen von fünf hospitalisierten Alzheimer-Patienten während der Mahlzeiten' ist hier als weiteres Beispiel zu nennen (Sandman et al. 1994, 291–299). Interessant ist auch die Studie zum Thema 'Das Saugverhalten zweier Patientinnen im Endstadium der Alzheimerschen Demenz' (Asplund et al. 1993, 129–134) oder die Studie 'Interaktion zwischen dem Parkinson-Patienten und seiner Pflegeperson während des Essens' (Norberg und Athlin 1994, 211–218).

7 Anregungen für die Praxis am Beispiel mehrerer Studien

Jede der oben genannten und sehr interessanten Studien könnte sicherlich eine oder mehrere Anregungen für die Pflegepraxis geben. Ich möchte mich jedoch auf die Vorstellung von drei Studien beschränken.

Zunächst scheint mir die aus den Niederlanden kommende Forschungsarbeit von Deutekom für die Pflegepraxis sehr nützlich zu sein, da sie gezielte Anregungen in Bezug auf das Essenreichen gibt. Deutekom entwickelte ein Meßinstrument für Pflegende, mit dem eine systematische Sammlung von notwendigen Informationen zu Ernährungsproblemen ermöglicht wird. Dieses Instrument ist ähnlich aufgebaut wie die Norton-Skala, die für die Einschätzung des Dekubitusrisikos entwickelt wurde.

Ferner möchte ich auf zwei der schwedischen Studien näher eingehen, von denen die eine das Eßverhalten und die sozialen Beziehungsabläufen von fünf hospitalisierten Alzheimer-Patienten während der Mahlzeiten erfaßt. Die andere Studie erforscht das Saugverhalten zweier Patientinnen mit Alzheimer Demenz.

7.1 Vier-Punkte-Skala aus den Niederlanden

In jedem Abschnitt des Ernährungsprozesses können Probleme auftreten, die unterschiedlich stark ausgeprägt und erkennbar sind. Für eine adäquate pflegerische Ernährung und Erfassung des Ernährungszustandes des Patienten bedarf es daher einer systematischen Aufmerksamkeit, die als eine wichtige pflegerische Handlung gesehen werden muß.

Notwendig ist ein verläßliches und valides Meßinstrument für die pflegerische Anamnese zur Ernährung. Unabhängig vom Messenden, vom Ort oder Zeitpunkt der Messung muß dieses Instrument gleiche Resultate garantieren.

Deutekom macht einige Vorschläge zur Entwicklung eines Instrumentes zur systematischen Ernährungsanamnese.

Die 'Gefährdungsskala bei Ernährungsproblemen', die auch 'Vier-Punkte-Skala' genannt wird, ist ein Instrument zur Ernährungsanamnese. Mit ihrer Hilfe sollen der Grad der Gefährdung des Patienten sowie seine Risikohöhe in Bezug auf Ernährungsprobleme herausgestellt werden.

Ziel ist die Feststellung des Gefährdungsgrades mit Hilfe dieses Instruments, welches zwischen hohem und niedrigem Risiko differenziert. Als Vorbild für die Entwicklung eines Überprüfungsinstrumentes verwendet Deutekom Anregungen unter anderem aus der Norton-Skala.

Das Instrument der Norton-Skala erlaubt die Risikoeinschätzung des Patienten bezüglich eines Dekubitus. Die Durchführung einer Messung erfolgt anhand von fünf Variablen in einer Vier-Punkte-Skala, die eine Skalierung von eins bis vier aufzeigt. Die Entwicklung eines hohen Dekubitusrisikos wird bei einer Summe von weniger als 12 Punkten prognostiziert.

In Anlehnung an die Norton-Skala entwickelt Deutekom eine Gefährdungsskala bei Ernährungsproblemen, die ebenso eine vierteilige Skalierung mit fünf Variablen aufweist (Abb. 43).

Diese Vier-Punkte-Skala scheint mir ein wichtiger Ansatz für ein brauchbares Einschätzungs- und Verbrauchskontrollinstrument zu sein. An einem konkreten Beispiel zeigt Deutekom die Anwendung dieser Skala auf.

Ein regelmäßig verwirrter und ernsthaft erkrankter Patient braucht Hilfe beim Essen. Sein Appetit ist nur mäßig, und er hat einen Gewichtsverlust von über 20 %. Mit Hilfe der Gefährdungsskala ließen sich 17 Punkte ($4+3+3+3+4=17$) errechnen. Daraus ergibt sich ein hohes Risiko für den Patienten bezüglich potentieller Ernährungsprobleme, wenn dieser keine intensive pflegerische Leistungen hierzu erfährt.

Für die kontinuierliche Beurteilung des ganzen Pflegeprozesses müssen vier Kardinalfragen beachtet werden, die aus den Informationen der Anamnese bestimmt werden.

Allgemeine körperliche Verfassung	Allgemeine seelische Verfassung	Aktivitätsein-schränkung beim Essen*	Appetit	Aktueller Gewichts-verlust **
1 gut	1 gut	1 keine	1 gut	1 klein
2 befriedigend	2 apathisch	2 geringe	2 befriedigend	2 wenig
3 reduziert	3 verwirrt	3 starke	3 mäßig	3 mäßig
4 schlecht	4 komatös	4 völlige	4 schlecht	4 hoch

* ohne Hilfe essen, beißen, kauen, schlucken können
** Angabe zum Beispiel in Gewichtsprozenten

Abb. 43: Gefährdungsskala bei Ernährungsproblemen (Deutekom 1989, 802).

1. Bekommt der Patient die richtige Ernährung?
2. Braucht er Hilfe beim Essen?
3. Ißt der Patient (im Hinblick auf seine körperliche Verfassung) ausreichend?
4. Fühlt sich der Patient vor, während und nach der Mahlzeit wohl?

Mit diesen Kardinalfragen lassen sich die Ursachen von Problemen bezüglich der Nahrung, des Patienten und der Umgebung erforschen.

Deutekom weist noch mal auf die Eigenschaften hin, die ein Instrument zur Erfassung des Gefährdungsgrades von Ernährungsproblemen haben muß. Die häufig abstrakten Variablen müssen in meßbare Begriffe übersetzt werden. So kann zum Beispiel das Maß des Appetits von Patienten mit folgender Frage erfaßt werden: 'Ist ihr Appetit gut, befriedigend, mäßig oder schlecht?'

Das Instrument muß valide sein. Das heißt, es muß das gemessen werden, was auch gemessen werden soll. So muß das Meßinstrument in der Lage sein, Patienten zu erfassen, die einer Gefährdung ausgesetzt sind.

Eine weitere Anforderung ist die Angabe eines Grenzwertes, der aufzeigt, ab wann mit einem hohen oder mit einem geringen Risiko bezüglich potentieller Ernährungsprobleme zu rechnen ist.

Ein verläßliches Meßinstrument, so betont Deutekom, bedarf jedoch einer umfangreichen Forschung, bevor es endlich in der Pflegepraxis zur Anwendung kommt (Deutekom 1989, 800–804).

7.2 Gespräche und Verhaltensweisen von fünf hospitalisierten Alzheimer-Patienten während der Mahlzeiten

Die Gespräche und Verhaltensweisen von fünf hospitalisierten
Alzheimer-Patienten während der Mahlzeiten untersuchten Sandman
et al. (1994, 291–299) in einer schwedischen Studie der Universität
Umeå, mit dem Ziel, Eßverhalten und die sozialen Beziehungsabläufe
zu bewerten. Für die Pflegepraxis kann diese Studie unter anderem
einige Anregungen geben, um das Verständnis für die Patienten mit
seniler Demenz, die für die Alzheimer-Krankheit charakteristisch ist,
zu fördern. Somit wird der Umgang mit diesen Patienten erleichtert.
Gerade Patienten in fortgeschrittenen Stadien von Demenz haben oftmals Eßprobleme aus Gründen von Konzentrationsmangel, Agnosie[16]
und Apraxie[17]. Häufig bestehen Verständigungsprobleme wegen Aussagen, die vage oder deren Sinn nicht zu erkennen ist. Diese Patienten
neigen oft zu Automatismus[18] oder sprechen überhaupt nicht mehr.
Einen entscheidenden Einfluß auf das Eßverhalten und die Verständigung dieser Patienten hat dabei die Umgebung beim Essen.

Um die zwischenmenschlichen Beziehungabläufe, das Eßverhalten dementer Patienten und den Pflegenden zu studieren, richteten die
Autoren ein Speisezimmer her, deren Gestaltung ruhig und angenehm
war. So wurde beispielsweise der Tisch mit einem Tischtuch, Blumen-
schmuck, Porzellanservice, Besteck und Servietten gedeckt und die
Speisen auf Platten und in Schüsseln gereicht, aus denen sich die Patienten selber bedienen konnten.

Aus einer psychogeriatrischen Abteilung einer psychiatrischen
Klinik wurde eine homogene Gruppe von fünf Alzheimer-Patienten im
fortgeschrittenen Stadium der Demenz und einem Durchschnittsalter

---

[16] **Agnosie:** Störung des Erkennens trotz ungestörter Funktion des entsprechenden Sinnesorgans
oder weitgehend normaler Leistung der Wahrnehmung (Pschyrembel Klinisches Wörterbuch).

[17] **Apraxie:** Unfähigkeit, bei erhaltender Beweglichkeit zu handeln, d.h. Körperteile zweckmäßig
zu bewegen oder Beeinträchtigungen der Ausführung sinnvoller Handlungen (Pschyrembel Klinisches Wörterbuch).

[18] **Automatismus:** Spontan ablaufender Vorgang oder Bewegungsablauf, der nicht vom Bewußtsein
oder Willen beeinflußt wird (Duden, Das Fremdwörterbuch)

von 74 Jahren ausgesucht. Sie sollten in den nächsten drei Wochen in dieser neuen Umgebung ihre Mahlzeiten einnehmen.

Eingeteilt wurden diese drei Wochen in vier Phasen, wobei die erste Phase (fünf Tage) den Patienten zur Eingewöhnung diente. In der zweiten Phase (fünf Tage) ließ man die Patienten beim Essen alleine unter sich. Zwei Psychiatriepflegende in Zivilkleidung nahmen in der dritten Phase (zwei Tage) an den Mahlzeiten teil. In der vierten Phase (zwei Tage) erschienen sie in weißer Arbeitskleidung.

Die Pflegenden wurden unterwiesen, bei allen Mahlzeiten nur dann beim Essen zu helfen, wenn es notwendig war, oder wenn sie ein Patient um Hilfe bat. Außerdem durften sie kein Gespräch beginnen. Mittels Kamera wurden alle Mahlzeiten gefilmt und die Gespräche mit einem Mikrophon aufgenommen.

Die Dauer des Frühstücks betrug zwischen 25 bis 40 Minuten, das Mittagessen 30 bis 40 Minuten und das Abendessen zwischen 25 bis 40 Minuten. Mehrmals hatten die Patienten nach Beendigung der Mahlzeit ein zweites Mal wieder angefangen, Speisen zu sich zu nehmen. Sie hatten offensichtlich vergessen, daß sie gerade gegessen hatten.

In der Studie ließ sich feststellen, daß nur eine Minderheit dieser Patienten in der Lage war, sich selber vollständig zu ernähren. Die am stärksten behinderten Patienten genossen eine geringere Anzahl von vollständigen Mahlzeiten. So bedienten sie sich beispielsweise mit Haferflocken, ohne Milch dazu zu geben, oder aßen Fisch ohne Kartoffeln.

Die Gespräche während der Mahlzeiten waren eher sporadisch und spärlich und betrugen etwa fünf Äußerungen pro Minute. Zirka 43% der Unterhaltungen betrafen 'die Mahlzeiten und den Vorgang des Essens', 31% wurden unter 'unvollständige Sätze' oder 'unverständlich' kategorisiert. Unter 'Verschiedenes' fielen 25% der Gespräche, und 1% aller Äußerungen wurden der Kategorie 'Beziehungen' zugeordnet.

Unterhaltungen, die der Kategorie 'Verschiedenes' zugeordnet wurden, untersuchten die Autoren genauer. So stellten sie beispielsweise fest, daß die Sätze kurz waren, mit nur wenigen Äußerungen von Patient zu Patient. Viele Aussagen blieben durch die anderen Patienten unbeantwortet. Die Fähigkeit, klare Auskünfte zu geben, war außerdem herabgesetzt. Häufig wurde beobachtet, daß die Patienten in rhetorischer Weise sprachen (gestellte Fragen, auf die keine Antwort erwartet wird). In der gleichen Unterhaltung sprach jeder über ein eigenes Thema, dennoch schien es, als hätten sie eine Art gefühlsmäßigen Kontakt miteinander.

Unterhaltungen, die sich auf die jeweilige Mahlzeit bezogen, bildeten den größten Teil und konnten als primitiv bezeichnet werden. Sie vermittelten einen Eindruck, als bereitete dem Patienten das Benennen und das Erkennen der Speisen viel Mühe.

Ein Patient war anfänglich nicht in der Lage, Essen zu sich zu nehmen, bevor nicht die anderen das Speisezimmer verlassen hatten. Dieser Patient konnte am Ende der ersten Phase gemeinsam mit den anderen essen. Dies lag nicht daran, daß er Fortschritte gemacht hatte, sondern an der Nachsicht und Aufmerksamkeit zweier Patientinnen mit einer höheren MMSE-Klassifizierung.[19]

Diese beiden Patientinnen hatten die wenigsten Schwierigkeiten bei der Zusammenstellung ihrer Mahlzeiten. In manchen Fällen hatten sie allerdings Erinnerungsprobleme, beispielsweise, ob die Kaffeetasse leer getrunken war. Ein Blick in ihre Tasse reichte jedoch aus, damit sie sich wieder erinnerten. In der zweiten Phase entwickelten diese beiden Patientinnen für andere behinderte Tischgenossen ein Verantwortungsgefühl. Dieses zeigte sich beispielsweise durch Instruktion, Bedienung und Tadel gegenüber den anderen Patienten, und in zwei Fällen sogar mit dem Eingeben des Essens mit einem Löffel.

Als in der dritten Phase die Pflegenden in Zivilkleidung an den Mahlzeiten teilnahmen, erkannte eine der Patientin mit der höheren MMSE-Klassifizierung die Pflegenden und sprach deshalb weniger mit den anderen Patienten und war nicht mehr so hilfsbereit.

In der vierten Phase erkannte auch die zweiten Patientin die Pflegenden, die jetzt in weißer Arbeitskleidung anwesend waren. Diese Patientin verhielt sich jetzt ebenfalls weniger hilfsbereit gegenüber ihren Tischgenossen. Erkennbar war, daß die Rollen der Patientinnen mit den höheren MMSE-Klassifizierungen eine andere war. Sobald Pflegende gegenwärtig waren, zogen sich die Patientinnen in ihrer Verantwortung zurück.

Sandman et al. betonen abschließend zu ihrer Studie, daß ihr Plan die Herrichtung eines kleinen familiären Speisezimmers war, um damit ein selbständiges Essen zu erreichen, indem die Ansprüche der Patienten angehoben wurden. Es fiel auf, daß sich alle Patienten an Ge-

---

[19] MMSE: Mini Mental State Examination ist eine Methode, um die kognitiven Fähigkeiten und somit den Grad des geistigen Abbaus von Patienten einzuschätzen (siehe Anhang).

sprächen während der Mahlzeiten beteiligten. Ebenso schien es, als würde sich keiner von ihnen innerhalb der Gruppe isoliert fühlen.

Daß Patienten offensichtlich die Verantwortung für ihre Leidensgenossen mit übernehmen, haben auch andere Untersuchungen in ähnlicher Weise ergeben. So vermehrten Geriatriepatienten ihre sozialen Kontakte und veränderten die Sitzanordnung am Mittagstisch, um eine bessere Kontrolle über die Darreichung der Speisen zu haben.

Die Pflegenden wurden in der dritten und vierten Phase als Anführer der Gruppe von den Patienten gesehen, obwohl sie keine Gespräche begonnen und keine direkte Hilfe geleistet hatten. Das zeigte, daß die Teilnahme der Pflegenden sich ausgesprochen negativ auf die Interaktion der Patientengruppe auswirkte. Einen positiven Einfluß bewirkten sie allerdings auf die vollständige Ernährung der einzelnen Patienten.

Die Autoren machten folgende Vorschläge zur Rolle der Pflegenden: Zum einen sollte eine spezifische Bestimmung der Fähigkeiten des Patienten bezüglich Essen und Verhalten erfolgen, und zum anderen schlugen sie eine Entwicklung zur spezifischen pflegerischen Diagnose beim Essen und in Bezug auf den sprachlichen Ausdruck vor.

7.3 Saugverhalten zweier Patienten mit Alzheimerscher Demenz

Die Verabreichung von Nahrung kann bei Patienten mit der Diagnose Alzheimerschen Demenz im Endstadium ein schwerwiegendes Problem darstellen. So ist es oft nicht mehr möglich, diese Patienten mit dem Löffel zu ernähren, und eine künstliche Ernährung mit Hilfe von Sondenkost erscheint unausweichlich.

Der Gedanke der Autoren dieser hier vorgestellten Studie war, das Saugvermögen zweier Patientinnen im Endstadium der Alzheimerschen Demenz zur Entwicklung einer alternativen Ernährungsmethode zu erforschen. Es wurde eine mögliche Assoziation zwischen dem Saugverhalten eines Säuglings und dem des dementen Alzheimer-Patienten im Endstadium angenommen. Die ausgewählten Testpersonen waren 80 Jahre alt und zeigten sehr große Schwierigkeiten beim Essen.

Zur Messung der Sauggeschwindigkeit und des Saugdruckes im Mund setzten die Autoren während der Saugtätigkeit des Patienten ein speziell entwickeltes Instrument ein, welches sich zwischen Flasche und Sauger installieren ließ. An 30 Tagen erhielten die oben genannten

Patientinnen jeweils zweimal täglich flüssige Nahrung aus dieser speziell konstruierten Flasche.

Die Ergebnisse des Saugverhaltens beider Patientinnen zeigte deutliche Unterschiede. Patientin A. sog schneller und mit mehr Druck im Vergleich zur Patientin B. So zeigte Patientin A. im Verlauf der Studie eine Verbesserung des Saugverhalten, so daß sie am Ende der Studie in der Lage war, mehr Flüssigkeit aufzunehmen als vor der Studie. Bei Patientin B. zeigten sich keine derartigen Entwicklungen.

Der geringe Erfolg bei Patientin B. bezüglich des Saugverhaltens wurde aufgrund der weiter fortgeschrittenen Krankheit im Vergleich zu Patientin A. angenommen. So konnte Patientin B. beispielsweise den Sauger nicht vollständig mit dem Mund umschließen. Diese Mundbewegungen waren jedoch für ein erfolgreiches Saugen notwendig.

Im allgemeinen herrschte der Eindruck, daß das Saugvermögen dementer Patienten im Vergleich zu Kleinkindern nicht so ausgeprägt war, doch schien eine Verbesserung der Schluckfähigkeit mit Hilfe der Saugtechnik möglich.

Erhielten die schwer dementen Patienten die erforderlichen Übungen und Schulungen, dann würde die Ernährungsmethode mit dem Sauger eine große Hilfe für die Pflege dieser Patienten sein, mutmaßen die Autoren.

Die Nahrungsverabreichung mit dem Sauger gilt im Vergleich zu der Ernährungsmethode mit dem Löffel oder der künstlichen Ernährung als zwang- und schmerzloser. Der Patient kann nach freiem Willen am weichen Sauger saugen, der Pflegende hält dabei nur die Flasche. Daher bewerteten die Autoren die Saugmethode als eine natürliche Behandlungs- und Pflegemethode.

Von einigen Pflegenden wurde die Saugmethode jedoch als entwürdigend und herabsetzend empfunden, da sie damit eine Assoziation mit der Flaschenernährung eines Säuglings verbanden.

Hier stellt sich die Frage, inwieweit die Pflegenden eine Ernährung mit der Saugflasche aus ethischen Gründen vertreten können. Die Pflegenden werden wieder vor einem ethischen Dilemma stehen, da angenommen wird, daß sich das Saugverhalten eines Patienten mit der Diagnose Alzheimerschen Demenz im Laufe der Krankheit verringert. Läßt das Saugverhalten schließlich ganz nach, können sie vor die Entscheidung gestellt werden, ob sie den Patienten mit einer künstlichen Ernährung am Leben erhalten wollen, oder ob man ihn sterben lassen soll (Asplund et al. 1993, 129–134).

V Abschlußbetrachtungen dieser Studie

Die ethischen Gesichtspunkte des Essenreichens sowie ein Fazit und ein Ausblick beschließen meine Forschungsarbeit. Viele Fragen die im Rahmen dieser Arbeit aufgeworfen und unbeantwortet geblieben sind, werden auch noch über Jahre hinweg unbeantwortet bleiben. Dieser Zustand wird so lange dauern, bis sich die 'Pflege' im Rahmen einer Pflegewissenschaft noch weitaus gezielter als bisher zu pflegerischen Forschungen bekennt. Die Pflegewissenschaft hat dabei nur ein Ziel: „Sie dient der Fundierung und Entwicklung pflegerischen Wissens, d.h. sie hat nur eine Rechtfertigung in bezug auf die Praxis der Pflege (Schröck 1995, 206)."

Das Handeln der Pflegenden ist von vielen Faktoren abhängig, besonders jedoch von ihrem moralischem Handeln. „Moralisches Handeln in der Krankenpflege heißt, entscheiden und handeln entsprechend den vom Berufskollektiv als gut erkannten und bestimmten Werten und Grundsätzen. Moralische Werte in der Krankenpflege haben im weitesten Sinne zu tun mit Benefizienz (Gutes tun) oder Nonmalefizienz (nichts Schlechtes tun) in bezug auf die berufliche Tätigkeit. Moralische Werte sind normativ, leiten konkretes berufliches Handeln und erfordern und führen zu konsistentem Verhalten (Käppeli 1988, 20)."

Die Unterscheidung zwischen moralischem Handeln und Berufsethik wird folgendermaßen beschrieben: „Es ist wichtig, daß moralisches Handeln unterschieden wird von Berufsethik, die sich befaßt mit abstrakten, allgemeingültigen Gesetzen oder mit der Überprüfung von moralischen Urteilen, nicht aber mit dem Normieren oder Standardisieren von spezifischen pflegerischen Handlungen (Schröck 1987, 21)."

Arndt (1994 b, 126) unterscheidet die Begriffsbezeichnung 'Ethik in der Pflege' vom Begriff 'Pflegeethik', die als ein spezieller Teil des ersten Begriffes zu sehen ist. Die berufs- und standespolitischen Aspekte umfassen die 'Ethik in der Pflege', im Gegensatz dazu befaßt sich 'Pflegeethik' mit konkretem moralischen Handeln im pflegeri-

schen Alltag. Ethische Prinzipien, wie sie von einigen Pflegewissen-
schaftlern aufgegriffen wurden, können wie folgt zusammengefaßt
werden:

* Respekt vor der Person des Patienten/der Patientin,
* Recht zur Selbstbestimmung,
* dem anderen keinen Schaden zufügen,
* dem anderen wohltun und
* Gerechtigkeit (128).

Die Unterscheidung zwischen 'Ethik' und 'Moralität'[20] möchte
ich an dieser Stelle noch mehr verdeutlichen: die (Berufs-) Ethik, die
sich mit den Konzepten, Theorien und Prinzipien moralischen Den-
kens und Handeln beschäftigt, ist ein Zweig der Philosophie. Beispielsweise wäre eine ethische Frage bezüglich des Essenreichens:
'Gibt es eine überzeugende und nutzbringende Rechtfertigung, eine
Zwangsernährung bei einem Patienten durchzuführen?' Mit alltägli-
chem Handeln und Denken des einzelnen Menschen beschäftigt sich
die (Berufs) Moralität. Gerät ein individueller Mensch in eine Zwangslage, für die es nur eine individuelle Lösung gibt, befindet er sich in
einem moralischen Dilemma. Die Moralität ist immer von einer Welt-
anschauung (Ideologie) getragen, in der wir uns gegenseitig ein Verhalten durch Übereinstimmung vorschreiben. Eine moralische Frage
wäre beispielsweise: 'Kann ich es rechtfertigen, eine Zwangsernährung bei einem Patienten durchzuführen?'

Normen und Werte der Gesellschaft haben Einfluß auf das Handeln der Pflegenden, welcher nicht unterschätzt werden darf. Dieser
wird dem Einzelnen kaum bewußt, da er ja selber als einzelne Person
in einer Gesellschaft einer bestimmten Ideologie unterworfen ist. Ver-
gleicht man zwei sehr unterschiedliche Gesellschaften miteinander,
wird plötzlich klar, wie groß der Einfluß einer Ideologie auf die ethischen Entscheidungen der Pflegenden in pflegerischen Situationen ist.
In einer Vergleichsstudie zwischen Israel und Schweden wird die Problematik von ethischen Entscheidungen im Zusammenhang mit der
Ernährung schwer dementer Patienten aufgezeigt. Diese möchte ich

---

[20] Vorlesung in Krankenpflegewissenschaft 1992, Fachhochschule Osnabrück, Prof. Dr. Ruth
Schröck, Professorin für Krankenpflege.

nachfolgend exemplarisch aufzeigen, da sie das oben genannte Problem sehr deutlich macht.

8 Ethische Gesichtspunkte des Essenreichens

In einer Untersuchung führen Norberg und Hirschfeld (1995, 5–13) eine Vergleichsstudie zwischen Israel und Schweden durch, in der sie sich mit den ethischen Entscheidungen im Zusammenhang der Ernährung schwer dementer Patienten befassen. Pflegende wurden in dieser Studie zu ihren Erfahrungen, Gedanken und Gefühlen bezüglich der Anwendung von Zwang, den Verzicht auf das Speisen durch Eingeben mit dem Löffel und den Verzicht auf künstliche Ernährung bei senilen, dementen Patienten befragt.

Anhand ethischer Grundsätze wird die Entscheidung gefällt, ob der schwer demente Patient zwangsweise ernährt werden soll oder nicht. Diese Grundsätze beruhen ihrerseits auf gesellschaftlich anerkannten Werten. Es wurde angenommen, daß das Verhalten in Bezug auf das Essenreichen bei schwer dementen Patienten aufgrund unterschiedlicher Wertesysteme dieser beiden Kulturen variiert.

Schwedische Pflegende versuchen, Entscheidungen im Dienste der Lebensqualität des Patienten zu treffen, jedoch fiel es ihnen schwer, das Verhalten des dementen Patienten beim Essen einzuschätzen. Es bestand Ungewißheit darüber, ob der Patient litt, oder ob er die Nahrung zurückwies, und darüber, was er empfinden mochte. Die Entscheidung, ob das Esseneingeben dem Patienten gut tat oder ihn verletzte, bildete die größte Schwierigkeit, da die schwedischen Pflegenden nicht wußten, ob der Patient Hunger und Durst empfand. Mit folgenden Prinzipien wäre eine Umschreibung der Forderungen schwedischer Pflegende hinsichtlich der Lebensqualität zu benennen:

- Dem Patienten kein Leid zuführen
- Zu seinem Besten handeln
- Dem Patienten kein zwangsweises Essen eingeben
- Das Leben des Patienten erhalten

Diese Forderungen lassen sich als folgende ethische Grundsätze in einem Denkmodell (Abb. 44) zusammengefaßt darstellen, in der die Lebensqualität des Patienten die höchste Priorität hat: Schaden vermeiden, Gutes tun, Autonomie und Heiligkeit des Lebens.

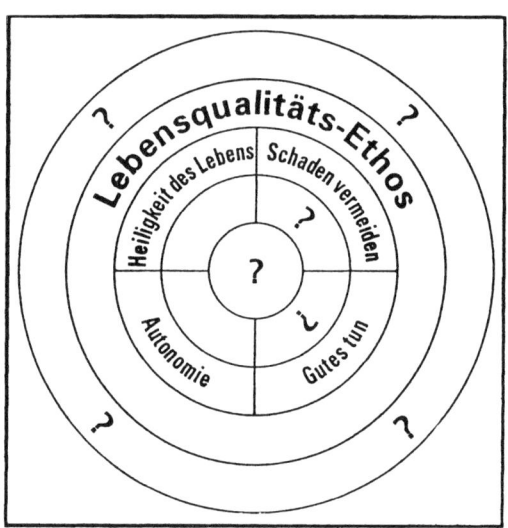

Abb. 44: Ethisches Denkmodell bezüglich des Speisens schwer dementer Patienten, welches unter Pflegenden in Schweden verbreitet ist (6).

Ob dem dementen Patienten zu essen gegeben wurde, oder ob man ihn nichts gab, konnte in beiden Situationen bei einigen schwedischen Pflegenden Schuldgefühle auslösen. Was sie auch taten, sie befanden sich immer in einer ausweglosen Situation ('double-bind-Situation'), die nicht zu rechtfertigen war.

Im Gegensatz hierzu fühlten sich israelische Pflegende gehalten, aufgrund eines traditionellen jüdischen Ethos, die in der Heiligkeit des Lebens zugrunde gelegt ist, einen dementen Patienten mit schweren Eßproblemen unter allen Umständen zu ernähren, also auch mit dem zwangsweisen Eingeben von Essen. Sie waren erstaunt, als sie im Interview hiernach gefragt wurden.

In einem zweiten Denkmodell stellen Norberg und Hirschfeld (Abb. 45) die gleichen ethische Grundsätze dar, wie sie es im ersten Modell taten: Schaden vermeiden, Gutes tun, Autonomie und Heiligkeit des Lebens. Diese Grundsätze sind jedoch im jüdischen Ethos der Heiligkeit des Lebens zugrunde gelegt.

Entsprechend der jüdischen Tradition muß nach dem Prinzip der Heiligkeit des Lebens das Leben erhalten werden. Das Speisen hat einen symbolischen Wert und wird als liebende Zuwendung gesehen

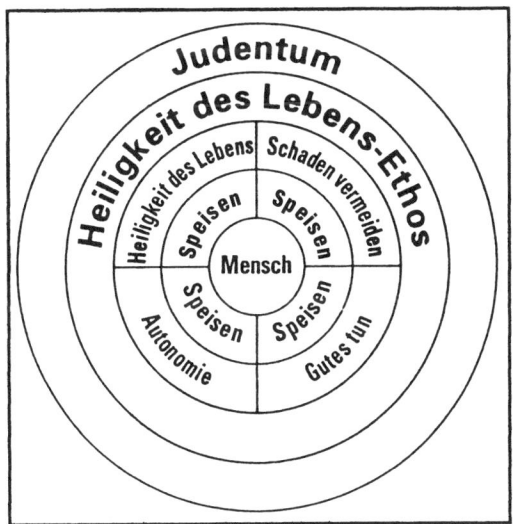

Abb. 45: Ethisches Denkmodell bezüglich des Speisens schwer dementer Patienten, welches unter Pflegenden in Israel verbreitet ist (6).

und bedeutet, dem Patienten etwas Gutes tun. Der Entzug von Nahrung wird hingegen als Euthanasie betrachtet, welches nach jüdischem Gesetz mit Mord gleichzusetzen ist.

Leiden ist kein stichhaltiges Argument, um die Nahrungszufuhr zu unterlassen. Das Leiden gehört nach zweitausend Jahren jüdischer Tradition zum Leben. So mußten jüdische Menschen auch in Konzentrationslagern daran glauben, daß ein Leben unter Leiden immer noch sinnvoll ist, da es die einzige Hoffnung und Chance des Überlebens darstellt.

Kein Jude kann willentlich einem Menschen die Nahrung entziehen, wenn er selber an Hunger gelitten oder andere Menschen einen Hungertod sterben gesehen hat. Dieses ruft starke Gefühle hervor, die an die Aushungerung in den Konzentrationslagern erinnert.

Entscheidungen, die ohne Regeln getroffen werden, können gefährlich sein, da auf diese Weise die moralische Unverletzlichkeit einzig und allein an einer Person hinge.

Die oben aufgeführten Argumente machen deutlich, daß jüdische Pflegende nach ihrer Tradition eine Rechtfertigung für das zwangsweise Essenreichen haben. Sie stritten in den Interviews jedoch nicht ab,

daß es beim Öffnen des Mundes des Patienten mit einem Löffel oder
Finger oder beim Einschieben des Löffels tief in den Rachen um die
Anwendung von Gewalt ginge. Selbstverständlich würden diese Maß-
nahmen so vorsichtig wie möglich durchgeführt.

Interessant waren die Äußerungen der jüdischen Pflegenden zu der
Frage, wie sie ernährt werden möchten beziehungsweise wie sie ernähren würden, wenn sie oder die eigene Mutter an einer ausgeprägten
Demenz litten. So äußerten die Pflegenden, daß sie für sich selber und
für ihre Mütter keine Zwangsernährung möchten und es vorzögen, lieber zu Hause in Ruhe sterben zu können.

Nun stellt sich natürlich die Frage nach den Schuldgefühlen: haben Pflegende Schuldgefühle, wenn sie einem Patienten mit Zwang
das Essen reichen, obwohl sie es bei sich selber und der eigenen Mutter nicht wünschten? Dazu äußerten die Pflegenden oft, daß sie zwar
ein schlechtes Gefühl hätten, jedoch keine Schuldgefühle, da sie ja
eine rechtmäßige Handlung durchführten.

Abschließend stellen Norberg und Hirschfeld in ihrer Untersuchung fest, daß es in der jüdischen Ethik nicht um Rechte geht, sondern um Verpflichtungen. Aus diesem Grund kann es kein Recht auf
ein würdiges Sterben geben. Die jüdische Tradition betrachtet jegli-
ches menschliche Leben als unendlichen Wert, welches auch erhalten
werden muß, wenn es mit Leiden verbunden ist. Euthanasie wird als
Mord verurteilt, und wer es unterläßt, ein Menschenleben zu retten,
obwohl die Möglichkeit dazu bestünde, verletzt ein jüdisches Gebot.
Eine moralische Entscheidung von Fall zu Fall beinhaltet eine zu große Gefahr des Mißbrauchs.

Im Gegensatz hierzu ließen sich schwedische Pflegende bei ihren
moralischen Entscheidungen von der Vorstellung einer Lebensqualität
leiten. Dies setzt jedoch eine Definition von Lebensqualität voraus.
Sie fühlten sich in ihrer Entscheidung dennoch häufig in einer
Zwangslage, für was sie sich auch entschieden, ob für eine zwangsweise Ernährung, um Leben zu verlängern, oder für das Sterbenlassen.
Schuldgefühle stellten sich bei den Pflegenden ein, wenn keine Lösung gefunden wurde.

9 Fazit und Ausblick

Es hat sich gezeigt, daß das Thema 'Essenreichen in der Pflege' wissenschaftlicher Untersuchungen bedarf. Meine Arbeit verdeutlicht, wie groß und vielfältig die Problematik des Essenreichens ist. Mir war es wichtig, nicht nur gehäuft auftretende Problemsituationen beim Essenreichen aufzuzeigen, sondern auch Situationen, bei denen es im ersten Moment schien, als bedürften sie keiner Betrachtung. Nur so konnte ich sicherstellen, daß ein „weites Spektrum" zu diesem Thema in qualitativer Weise erfaßt wird. Weitere Forschungen sind notwendig, damit durch das Aufzeigen ihrer Ergebnisse die Möglichkeit besteht, effektive Lösungsvorschläge für die Pflegepraxis zu erarbeiten. Ich möchte noch anmerken, daß das Essenreichen kein grundsätzliches individuelles Problem der Pflegenden ist, sondern auch ein Problem der Strukturen im Gesundheitssystem. Im Folgenden möchte ich die wesentlichen Aspekte und Ergebnisse darstellen.

Essenreichen wird in der Pflege vernachlässigt!

Meine Studie macht deutlich, wie sehr die pflegerische Tätigkeit 'Essenreichen' vernachlässigt wird. Es ist besorgniserregend, daß viele examinierte Pflegende das Essenreichen im engeren Sinne nicht als ihre pflegerische Tätigkeit ansehen. Die Interviews, Beobachtungen und Selbstberichte zeigen, daß da, wo qualifizierte Pflege durch examiniertes Personal notwendig ist, Hilfskräfte, Schüler und Praktikanten eingesetzt werden. Diese sind mit der Situation, ohne daß es ihnen vielleicht selbst bewußt wird, überfordert, da sie vieles an Wissen und Erfahrungen noch nicht haben können.

Essenreichen hat einen geringen Stellenwert in der Pflegepraxis und in der Gesellschaft!

Essenreichen ist nur ein wesentlicher Bereich der Pflege. Die hierbei auftretenden Probleme stehen oft stellvertretend für viele andere Probleme in der Pflegepraxis. Ich habe den Verdacht, daß das Essenreichen von Pflegenden, aber auch von der Gesellschaft, kaum anerkannt wird, was auch schon in der Sprache deutlich wird: „Es wird ja nur gefüttert". Wenn ein Pflegender jedoch die Tätigkeit des Blutabnehmens durchführt, hat dieses einen höheren Stellenwert. Hier muß an das Bewußtsein der Pflegenden und an das der Gesellschaft appelliert werden. Es muß eine Sensibilisierung erfolgen, damit erkannt wird, welche wichtige und schwierige Aufgabe mit dem Essenreichen verbunden ist. Denn es geht hier nicht nur um das Essenreichen an sich, sondern auch um die Würde des Patienten! Nicht nur das Essenreichen bedarf einer größeren Anerkennung, sondern alle Pflegethemen, die im Zusammenhang mit den 'Aktivitäten und existentiellen Erfahrungen des Lebens' stehen, wie etwa: „Sich kleiden", „Ruhen und schlafen", „Sich als Mann oder Frau fühlen und verhalten", „Sich pflegen", „Sich beschäftigen".[21] Hier muß der Schwerpunkt liegen für eine pflegeorientierte Definition. Diese kann durch mehr Öffentlichkeitsarbeit, Fortbildungen, Weiterbildungen und pflegespezifischere Ausbildungen erreicht werden.

Pflegefremde Arbeiten sind auszugliedern!

Der Faktor Zeit spielt eine wesentliche Rolle in der Pflegepraxis. Das verdeutlichten meine Gesprächspartner während der Interviews sowie meine Beobachtungen und Selbstberichte. Pflegende müssen mehr Zeit für die Pflege gewinnen. Dieses wird nur möglich sein, indem pflegefremde Tätigkeiten nicht mehr zu ihrem Aufgabengebiet zählen. Die Prioritäten müssen zurückverlagert werden auf die Pflege.

Krankenhausstrukturen müssen erneuert werden!

Die häufig veralteten Krankenhausstrukturen, die überwiegend funktional ausgerichtet sind, bedürfen einer Umorientierung hin zu patienten- und pflegeorientierten Strukturen. Hier sind Mitarbeiter mit betriebswirtschaftlichen Kenntnissen gefragt, die beispielsweise Krankenpflegemanagement[22] studiert haben.

Pflegende empfinden sehr wohl Ekelgefühle während des Essenreichens!

Obwohl es einer größeren Beachtung in der Pflegepraxis bedürfte, wird das Empfinden des Ekels leider noch häufig wortlos verdrängt. Notwendig sind Hilfen für die Pflegenden in Form von Verarbeitungs- und Bewältigungsstrategien. Im Curriculum der Krankenpflegeausbildung ist eine intensivere Auseinandersetzung mit diesem Thema unerläßlich.

---

[21] Vergleiche hierzu Krohwinkel (1993), Der Pflegeprozeß am Beispiel von Apoplexiekranken, S. 24.

[22] Krankenpflegemanagement ist ein achtsemestriger Diplomstudiengang (Abschluß: Diplomkaufmann/-frau) an der Fachhochschule Osnabrück. Dieser ist seit 1991 als erstes pflegeorientiertes Vollzeitstudium in der Bundesrepublik Deutschland etabliert.

Pflegeforschung dient der Pflegepraxis!

Die Forschung der Pflege in Deutschland steckt zur Zeit noch in den Kinderschuhen. Dies bemerkte ich besonders während meiner Studie zum Essenreichen. Doch bemerkte ich auch, daß sich die Pflege im Wandel befindet. Fachzeitschriften, Pflegekongresse und Einrichtungen wie etwa die Robert Bosch Stiftung, das Agnes Karll Institut oder das Kuratorium Deutsche Altershilfe legen ihren Schwerpunkt immer stärker auf die Pflegeforschung. Dieses ist auch notwendig, denn bei den immer größer werdenden Ansprüchen an die Pflegenden ist Forschung einer der wenigen Wege, diesen Anforderungen gerecht zu werden. Denn: je mehr Pflegewissen erworben wird, um so größer ist die Wahrscheinlichkeit, daß die Pflege qualifizierter wird. Durch die Aneignung des Pflegewissens erfährt der Pflegende mehr Sicherheit bei seiner täglichen Arbeit, da er die jeweilige Pflegesituation besser einschätzen und bewerten kann. In der Pflegeforschung muß der Patient und der Pflegende im Mittelpunkt stehen.

Die Ausbildung der Pflegenden bedarf eines veränderten Schwerpunktes!

Pflegende in der Ausbildung können das Essenreichen in Form von 'Trockenübungen' erlernen. So besteht die Möglichkeit, daß sie sich besser in die Situation von Patienten mit Eßstörungen hineinfühlen. Ebenso bedarf das Essenreichen einer weitaus größeren Beachtung im Curriculum der Pflege. Themen wie: Essenreichen beim Sterbenden, die Verweigerung der Nahrungsaufnahme, die Aggression und Gewalt beim Essenreichen, die Schuldgefühle der Pflegenden, das Empfinden des Ekels, das Erleben des Erfolges oder das Einsetzen von Hilfsmitteln und Handgriffen sind intensiver zu behandeln. Allgemein müssen in der Ausbildung Pflegethemen in den Vordergrund gestellt werden.

Eß- und Trinkhilfen sind situationsgerecht einzusetzen!

Das Ziel der Pflegenden, dem Patienten eine möglichst große Unabhängigkeit und Selbständigkeit beim Essen und Trinken zu gewähren, ist unter anderem nur durch den der Situation entsprechenden, sinnvollen Einsatz von Eß- und Trinkhilfen zu erreichen. Es ist als eine Art Vernachlässigung anzusehen, wenn Pflegende keine oder zuwenig Eß- und Trinkhilfen einsetzen, obwohl ein entsprechender Bedarf beim Patienten besteht. So, wie es für Gesunde normal ist, einen Nußknacker zu benutzen, um an das Innere einer Nuß heranzukommen, so muß es auch normal sein, daß dem in seiner Nahrungsaufnahme eingeschränkten Patienten durch passende Eß- und Trinkhilfen seine Selbständigkeit und Unabhängigkeit beim Essen und Trinken weitmöglichst erhalten bleibt. Anzumerken ist an dieser Stelle, daß nur Pflegende den Bedarf von Eß- und Trinkhilfen bestimmen können, denn sie sind diejenigen, die dem Patienen das Essen reichen.

Das Essenreichen in der Pflege muß attraktiver gestaltet werden!

Ein gemeinsamer 'Mittagstisch' kann für Patienten in Pflegeeinrichtungen zu einem Ort der Kommunikation werden. Ein nett hergerichteter Tisch mit Tischdecke, Blumen und ähnlichem lassen das Essen zu einem Erlebnis für den Patienten werden.

Pflegende reflektieren ihre pflegerische Arbeit!

Aus meinen Befragungen und Beobachtungen geht deutlich hervor, daß Pflegende ihre pflegerischen Tätigkeiten sehr wohl reflektieren. Dies zeigt sich dadurch, daß sie ein schlechtes Gewissen bekommen. Sie werden jedoch oft mit ihren Problemen alleine gelassen. In diesem Zusammenhang möchte ich an das Interview mit meiner Gesprächspartnerin erinnern, die von dem Patienten berichtete, der Nahrung aspiriert hatte und daran erstickt war. Sie ist kein Einzelfall mit dieser Situation, daher muß dieses Problem allgemein diskutiert werden. Es ergeben sich folgende Fragen: wie alleine muß sich ein Pflegender fühlen, wenn er niemanden hat, mit dem er darüber reden kann? Kann er so ein Erlebnis wirklich jemals vergessen? Muß nicht sofort Hilfe kommen, um tiefergehende „Schäden" für den Pflegenden zu vermeiden? Es stellt sich jedoch auch die Frage, wer in der Lage ist, qualifizierte Hilfe für Pflegende zu leisten? Sollen es die Arbeitskollegen, der Ehemann, die Ehefrau, die Schulkollegen oder die Führungsspitze des Krankenhauses sein? Nach meiner Meinung muß Hilfe vor allem von einer ganz anderen Ebene her erfolgen:

Eine Ethikkommission für die Pflege!

Eine Ethikkommission für die Pflege müßte nach dem 'Top-Down-Prinzip' aufgebaut sein und sich von der Bundesebene ausgehend über mehrere Ebenen bis hin zu den Pflegeeinrichtungen untergliedern. Ethische Richtlinien werden von der Ethikkommission auf Bundesebene erarbeitet und als Empfehlungen an Pflegeeinrichtungen und Ausbildungsstätten weitergeleitet. Konkrete Aufgabengebiete sind beispielsweise Themen wie: Essenreichen bei Nahrungsverweigerung, Essenreichen bei Sterbenden, Aggressivität und Gewalt beim Essenreichen sowie Gewissenskonflikte und ihre rationale Verarbeitung. Ethische Richtlinien können dem Pflegenden, der sich in einer 'double-bind-Situation' oder einem anderen Konflikt befindet, Hilfe und Unterstützung bei seiner moralischen Entscheidung geben. Außerdem können sie bei der rationalen Verarbeitung im Pflegealltag helfen.

Langzeitpatienten erhalten oft zu wenig Essen!

Bäckström et al. (1993, 42) stellten in einer schwedischen Studie fest, daß Langzeitpatienten oft zu wenig Essen erhalten, was zu Energiedefiziten führen kann. Diese Behauptung machte mich nachdenklich, denn ich hatte während meiner Beobachtungen festgestellt, daß Patienten, denen das Essen gereicht wurde, verhältnismäßig wenig aßen. Um die oben geäußerte Behauptung für deutsche Verhältnisse zu bestätigen, bedürfte es einer Vielzahl von Forschungen. Einem Patienten zu wenig Nahrung zukommen zu lassen, läßt den Verdacht einer Vernachlässigung aufkommen. Ich denke, daß die Probleme der Vernachlässigung vielfältige Gründe haben. In dieser Studie möchte ich die Problematik der Dokumentation von Essensmengen bei Patienten mit Eßstörungen gezielt herausgreifen und aufzeigen. Ein Dokumentationssystem müßte einen sehr schnellen Vergleich von aufgenommenen Nahrungs- und Flüssigkeitsmengen über mehrere Tage erlauben, so daß Ernährungsdefizite sofort erkannt werden können. Dadurch würden unverzügliche Gegenmaßnahmen ermöglicht. Ebenso müßte dieses System ein übersichtliches, valides und verläßliches Instrument in Form eines Dokumentationsblattes sein, und es sollte darüber hinaus die übliche pflegerische Schreibarbeit reduzieren, damit Pflegende wieder mehr Zeit für die Pflege hätten. Ein Dokumentationsblatt, was diesen Ansprüchen gerecht werden könnte, habe ich entworfen und möchte es abschließend in meiner Diplomarbeit vorstellen.

Dieses Dokumentationsblatt 'Essen und Trinken' (Anhang 14) ist in sieben Spalten aufgeteilt, die jeweils einen Wochentag darstellen. In der ersten Zeile werden die entsprechenden Datumsangaben eingetragen. Jede Spalte zeigt sechs Kreise, die geachtelt sind. Diese Kreise stellen symbolisch die gereichte Nahrungsmenge pro Mahlzeit dar. Sie beginnen beim Frühstück und enden mit der Spätmahlzeit. Es ist wichtig, daß der tägliche Grundbedarf an Essen vorher festgelegt wird. Ich gehe davon aus, daß der Patient zu jeder Mahlzeit seinen prozentualen Anteil seines täglichen Essensbedarfes erhält. Demnach entspricht jede gereichte Mahlzeit 100%. Weiterhin ist in jeder Spalte rechts neben den 'Nahrungsmengenkreisen' eine 'Flüssigkeitssäule' mit fünfzig Kästchen aufgezeigt. Jedes Kästchen entspricht einer Flüssigkeitsmenge von 50 ml. Somit zeigt jede Säule den täglichen Flüssigkeitsbedarf für einen erwachsenen Menschen von etwa 2500 ml auf. Die durch den Pflegenden gereichten Nahrungs- und Flüssigkeitsmengen werden mit zwei unterschiedlichen Farben in den entsprechenden Flächen zu jeder Mahlzeit gekennzeichnet. Die Farbe Rot wird dem 'Nahrungsmengenkreis' zugeordnet und die Farbe Blau der 'Flüssigkeitssäule'. Diese Farben werden in der Pflegepraxis üblicherweise für das Eintragen des Pulses (rot) und der Temperatur (blau) benutzt. Daher möchte ich sie aus praktischen Gründen auch für das Dokumentationsblatt 'Essen und Trinken' nutzen. Es ist zu betonen, daß nur das dokumentiert werden soll, was der Patient oral eingenommen hat. Außerdem soll dieses Dokumentationsblatt nur bei Patienten mit Essensproblemen eingesetzt werden. Am Beispiel eines Patienten mit Eßstörungen möchte ich das Ausfüllen eines Dokumentationsblattes 'Essen und Trinken' (Anhang 15) aufzeigen. Dieser Patient soll aufgrund eines Schlaganfalls im Krankenhaus stationär aufgenommen sein. Mit Hilfe der Vier-Punkte-Skala von Deutekom wurde seine Risikohöhe (hohes Risiko) sowie der Grad der Gefährdung (15 Punkte) bezüglich seiner Ernährungsprobleme festgestellt. Am 30.05.1995 erhält dieser Patient zwei Schnitten Weißbrot mit Butter und einen Joghurt zum Frühstück. Das entspricht 100%. Der Patient ißt eine Weißbrotschnitte und einen halben Joghurt, was 50% entspricht. Der 'Nahrungsmengenkreis Frühstück' ist demnach bis zur Hälfte mit der Farbe Rot auszufüllen. Als Getränk erhält der Patient zwei Schnabelbecher Kaffee (ein Schnabelbecher enthält 200 ml) sowie einen viertel Becher Mineralwasser. Die gesamte Flüssigkeitsmenge beträgt somit beim Frühstück 450 ml. Demnach sind neun Kästchen mit der Farbe Blau in der 'Flüssigkeitssäule' zu kennzeichnen. Als erste Zwischenmahlzeit erhält der Patient einen Apfel, von dem er fünfmal abbeißt. Der Apfel beträgt für diese Mahlzeit 100%, gegessen hat der Patient zirka einviertel. Hier werden im 'Nahrungsmengenkreis Zwischenmahlzeit' zwei Felder rot gekennzeichnet. Zur Zwischenmahlzeit trinkt der Patient 50 ml Tee. Diese Menge wird in der 'Flüssigkeitssäule' hinzugetragen. Der Pflegende kann mit seinen Initialen neben den entsprechenden 'Nahrungsmengenkreisen und neben der 'Flüssigkeitssäule' kennzeichnen, daß er dieses Essen gereicht hat. Es wäre möglich, noch weitere Aspekte be-

züglich der Essensmenge im Dokumentationsblatt 'Essen und Trinken' aufzunehmen. Jedoch besteht dann die Gefahr, daß die Übersicht-
lichkeit und die leichte Handhabung dieses Erfassungsinstrumentes
darunter leiden und Pflegende nicht mehr für eine Dokumentation zu
gewinnen sind. Mit dem vorgestellten Dokumentationsblatt werden
die Schreibarbeiten für den Pflegenden im Vergleich zum gegenwärti-
gen Pflegebericht und Pflegeplan (Anhang 11 und 12) reduziert. Denn
im Dokumentationsblatt 'Essen und Trinken' müssen 'nur' noch Felder gekennzeichnet werden. Das Schreiben von umfangreichen Pflegeberichten entfällt somit. Es besteht nur noch die Notwendigkeit, Be-
sonderheiten in den Pflegebericht aufzunehmen. Ein weiterer Vorteil
des vorgestellten Dokumentationsblattes liegt in der schnellen Ver-
gleichbarkeit der aufgenommenen Essensmengen. Diese ermöglicht
das Erkennen und ein Entgegensteuern von Ernährungsdefiziten. Ein
zielgerichteter Einsatz des Dokumenationsblattes 'Essen und Trinken'
in der Pflegepraxis wäre, nachdem es auf seine Validität, Verläßlich-
keit, Handhabung und Nützlichkeit geprüft ist, wünschenswert.

Literaturverzeichnis

Åkerland, B. M. und Norberg, A. (1993)
Eine ethische Analyse von «double bind»-Konflikten bei Pflegenden, die schwer dementen Patienten das Essen eingeben müssen
Pflege, Band 6, Heft 1, S. 45–48

Alemann, H. v. (1977)
Der Forschungsprozeß
Eine Einführung in die Praxis der empirischen Sozialforschung
1. Auflage, Teubner, Stuttgart

Arndt, M. (1994 a)
Nurses' medication errors:
an interpretative study of experiences
Lang, Europäischer Verlag der Wissenschaft, Frankfurt am Main

Arndt, M. (1994 b)
An der falschen Pille hängt sich Ethik auf
Pflegende sprechen über Erfahrungen mit Medikamentenfehlern
Die Schwester/Der Pfleger, 33. Jahrg., Heft 2, S. 126–132

Asplund, K., Norberg, A., Adolfsson, R. (1991)
The Sucking Behaviour of two Patients in the final Stage of Dementia of the Alzheimer Type
Scandinavian Journal of Caring Sciences, 5, 3, 141–147

Asplund, K., Norberg, A., Adolfsson, R. (1993)
Das Saugverhalten zweier Patientinnen im Endstadium der Alzheimerschen Demenz
Pflege, Band 6, Heft 2, S.129–134

Athlin, E. und Norberg, A. (1993 a)
Einstellungen von Pflegenden und ihre Interpretation zum Verhalten von schwer dementen Patienten bei der Essens-Eingabe in einem Patientenzuteilungs-System
Pflege, Band 6, Heft 1, S.49–51

Athlin, E., Norberg, A., Asplund, K., Jansson, L. (1993 b)
Probleme des Essenseingebens bei schwer dementen Patientinnen
unter den Aspekten „Verrichtung" und „Beziehung"
Pflege, Band 6, Heft 2, S.120–128

Axelsson, K., Norberg, A., Asplund, K. (1984)
Eating after a stroke – towards an integrated view
International Journal of Nursing Studies, Vol. 21, No. 2, pp. 93–99

Axelsson, K., Norberg, A., Asplund, K. (1986)
Relearning to eat late after a stroke by systematic nursing interven-
tion: a case report
Journal of Advanced Nursing 11, 553–559

Bäckström, A., Norberg, A., Norberg, B. (1993)
Ernährungsschwierigkeiten bei Langzeitpatienten in Pflegeheimen
Pflege, Band 6, Heft 1, S. 42–43

Bartolome, G. (1993)
Diagnostik und Therapie neurologisch bedingter Schluckstörungen
Fischer Verlag, Stuttgart, Jena, New York

Biener, K. (1990)
Präventive Gerontologie:
Gesund älter werden
Bern, Stuttgart

Brunen, M. H. und Herold, E. E. (Hrsg.) (1995)
Ambulante Pflege: Die Pflege Gesunder und Kranker in der Ge-
meinde,
Band 1: Grundlagen, Pflegeanleitung, Pflegeberatung, Pflegepro-
zeß, Ganzheitliche, integrative Pflege, Kummunikative Methoden
Schlütersche Verlag, Hannover

Carr, E. K. und Hawthorn, P.J. (1988)
Lip function and eating after a stroke: a nursing perspective
Journal of Advanced Nursing 13, 447–451

Corr, D. M. und Corr, C.A. (Hrsg.) (1992)
Gerontologische Pflege
Herausforderung in einer alternden Gesellschaft
1. Auflage, Verlag Hans Huber, Bern, Göttingen, Toronto, Seattle

Davies, P. (1986)
Hemiplegie: Anleitung zu einer umfassenden Behandlung von Patienten mit Hemiplegie; basierend auf das Konzept von K. u. B. Bobath/P.M. Davies
Springer; Berlin, Heidelberg, New York, Tokyo

Deubs, E. (1988 a)
Behandlungsmöglichkeiten von Eß-, Trink- und Schluckstörungen
Praxis Ergotherapie, Heft 5, S. 245–249

Deubs, E. (1988 b)
Behandlungsmöglichkeiten von Eß-, Trink- und Schluckstörungen
Praxis Ergotherapie, Heft 6, S. 329–335

Deutekom, E. (1989)
Ernährung als Pflegeproblem
Methodische Fragen für die Krankenpflege
Deutsche Krankenpflegezeitschrift, Heft 12, S. 800–804

Dittrich, I. und Weinreich, B. (1987)
Grundpflege in Bildern
7. Folge: Verabreichung von Nahrung
Die Schwester/Der Pfleger, 26. Jahrg., Heft 12, S.1026–1027

Dittrich, I. und Weinreich, B. (1988)
Grundpflege in Bildern
8. Folge: Verabreichung von Flüssigkeit
Die Schwester/Der Pfleger, 27. Jahrg., Heft 2, S.94–95

Eyke, G. (1990)
„Ich krieg nichts rein"
Konflikte um Essen und Trinken sind oft Stellvertreter für Machtkämpfe im Altenheim
Altenpflege, Jahrg. 15, Heft 5, S. 279–281

Friedrichs, J. (1990)
Methoden empirischer Sozialforschung
14. Auflage, Westdeutscher Verlag, Opladen

Fulmer, T. T. und Walker, M. K. (Hrsg.) (1994)
Intensivpflege älterer Menschen
Aus dem Amerikanischen übersetzt von Erckenbrecht, I.
1. Auflage, Verlag Hans Huber, Bern, Göttingen, Toronto, Seattle

Hopf, C.& Weingarten, E. (Hrsg.) (1984)
Qualitative Sozialforschung
2. Auflage, Klett-Cotta, Stuttgart

Huber, G. L. und Mandl, H. (Hrsg.) (1982)
Verbale Daten
Eine Einführung in die Grundlagen und Methoden der Erhebung
und Auswertung
Beltz, Weinheim

Juchli, L. (1979)
Allgemeine und spezifische Krankenpflege
3. überarbeitete und erweiterte Auflage
Georg Thieme Verlag, Stuttgart

Juchli, L. (1994)
Pflege: Praxis und Theorie der Gesundheits- und Krankenpflege
7. neubearbeitete Auflage
Georg Thieme Verlag, Stuttgart, New York

Käppeli, S. (1988)
Moralisches Handeln und berufliche Unabhängigkeit in der Krankenpflege
Pflege, Band 1, Heft 1, S. 20–27

Knobling, C. (1985)
Konfliktsituationen im Altenheim
Eine Bewährungsprobe für das Pflegepersonal
Lambertus-Verlag, Freiburg im Breisgau

Köther, I. und Gnamm, E. (1990)
Altenpflege in Ausbildung und Praxis
Thieme, Stuttgart, New York

Krohwinkel, M. (1993)
Der Pflegeprozeß am Beispiel von Apoplexiekranken
Eine Studie zur Erfassung und Entwicklung Ganzheitlich-Rehabilitierender Prozeßpflege
Band 16, Schriftreihe des Bundesministeriums für Gesundheit
Nomos Verlagsgesellschaft Baden-Baden

Kromrey, H. (1980)
Empirische Sozialforschung
Modelle und Methoden der Datenerhebung und Datenauswertung
Leske Verlag und Budrich GmbH, Opladen

Kuhlmann, B. und Töbeck, S. (1994)
Ernährungsempfehlung bei Kau- und Schluckstörungen mit Ursache in der oralen Phase
Forum Logopädie, Heft 3, 17–19

Mayring, P. (1983)
Qualitative Inhaltsanalyse:
Grundlagen und Techniken
Beltz, Weinheim, Basel

Norberg, A. und Athlin, E. (1987)
The interaction between the Parkinsonian patient and his cargiver
during feeding: a theoretical model
Journal of Advanced Nursing 12, 545–550

Norberg, A., Bäckström, A., Athlin, E., Norberg, B. (1988)
Food refusal amongst nursing home patients as conceptualized by
nurses' aids and enrolled nurses: an interview study
Journal of Advanced Nursing 13, 478–483

Norberg, A., Bäckström, A., Athlin, E., Norberg, B. (1993)
Ernährungsschwierigkeiten bei Langzeitpatienten in Pflegeheimen
Pflege, Band 6, Heft 1, S. 42–43

Norberg, A., Bäckström, A., Athlin, E., Norberg, B. (1993)
Essensverweigerung bei Patienten in Pflegeheimen und was Pfle-
gehelferinnen und Altenpflegerinnen darunter verstehen
Pflege, Band 6, Heft 1, S. 43–45

Norberg, A. und Athlin, E. (1994)
Interaktion zwischen dem Parkinson-Patienten und seiner Pflege-
person während des Essens: ein theoretisches Modell
Pflege, Band 7, Heft 3, S. 211–218

Norberg, A. und Hirschfeld, M. (1995)
Ethische Entscheidungen im Zusammenhang mit der Ernährung
schwer dementer Patienten – Ein Vergleich zwischen Israel und
Schweden
Pflege, Band 8, Heft 1, S. 5–13

Nusser-Müller-Busch, R. (1994)
Der Einfluß thermaler Stimulation auf die Auslösung des Schluck-
reflexes
Forum Logopädie, Heft 3, S. 16

Pschyrembel, W. (Begr.), Zink, C. (Bearb.) (1986)
Klinisches Wörterbuch
255., völlig überarbeitete und stark erweiterte Auflage
de Gruyter, Berlin, New York

Roper, N., Logan, W. W., Tierney, A. J. (1993)
Die Elemente der Krankenpflege:
Ein Pflegemodell, das auf einem Lebensmodell beruht
4., überarbeitete Auflage, Recom-Verlag, Basel

Sandman, P.O., Norberg, A., Adolfsson R. (1994)
Gespräche und Verhaltensweisen von fünf hospitalisierten Alzhei-
mer-Patienten während der Mahlzeiten
Pflege, Band 7, Heft 4, S. 291–299

Schalch, F. (1992)
Schluckstörungen und Gesichtslähmungen:
therapeutische Hilfen
3. neubearbeitete und erweiterte Auflage
Fischer, Stuttgart, Jena, New York

Schröck, R. (1987)
Zitiert von:
Käppeli, S. (1988)
Moralisches Handeln und berufliche Unabhängigkeit in der Kran-
kenpflege
Pflege, Band 1, Heft 1, S. 20–27

Schröck, R. (1995)
Pflegeprofessorinnen in Deutschland
Die Schwester/Der Pfleger, 34. Jahrg., Heft 3, S.203–207

Solak, H. (1991)
Rehabilitation von Patienten mit neurologischen Störungen
Deutsche Krankenpflegezeitschrift, 44. Jahrg., Heft 1, S. 785–788

Sowinski, C. (1991)
Stellenwert der Ekelgefühle im Erleben des Pflegepersonals
Pflege, Band 3, Heft 3, S. 178–187

Sowinski, C. und Köster, A. S. (1993)
Fachliteratur zu den dreizehn AEDL-Bereichen
Forum Sozialstation, 17. Jahrg., Nr. 1, S. 7–23

Stegmayer-Petry, A. und Maletzki, W. (Hrsg) (1993)
Klinikleitfaden Krankenpflege: Krankheitsbilder, Pflegetechniken,
ATL's, Überwachung
1. Auflage, Jungjohann, Neckarsulm, Stuttgart

Urbas, L. (1994)
Die Pflege des Hemiplegiepatienten nach dem Bobath-Konzept:
Einführung in die therapeutische Pflege
Thieme, Stuttgart, New York

Weidmann, A., Monz, W., Scherer, K. S., Herkuer, W., Mochmann, E. (1974)
Techniken der empirischen Sozialforschung, 3. Band
Erhebungsmethoden: Beobachtung und Analyse von Kommunikation
Oldenbourg Verlag, München

Anhang

2. Beobachtung

Allgemeine Daten

Datum der Beobachtung	: 25.09.94
Station	: Allgemeinchirurgische Station
Dauer des Essenreichens	: 25 Minuten
Mahlzeit	: Mittagessen
Name des Patienten	: Frau M.
Alter des Patienten	: 86 Jahre
Zustand des Patienten	: Frau M. ist wach, leicht desorientiert, verlangsamt und müde.
Primärerkrankung	: Pankreaskopftumor
Kostform laut Kurve	: Breikost /Wunschkost
Essen gereicht durch	: Schülerin N.

Fotografie zur Beobachtung

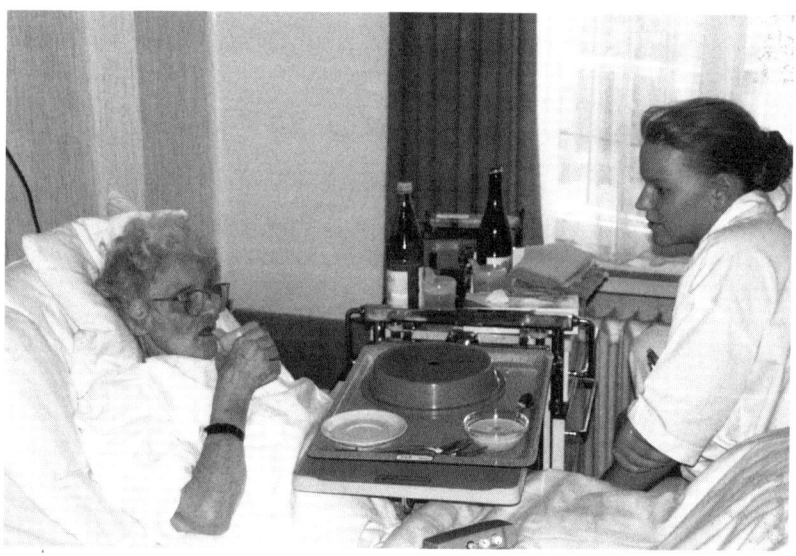

Grund des Essenreichens

Frau M. fühlt sich zu müde, um das Essen selbständig einzunehmen. Nur gelegentlich schafft sie es auch alleine.

Vorbereitung durch Schülerin N.
Die Schülerin N. lagert Frau M. mit aufrechtem Oberkörper im Bett, indem sie das Bettkopfende auf zirka 70° stellt. Als weitere Vorbereitung erhält Frau M. eine Serviette vorgelegt. In unmittelbarer Nähe des Patientenbettes stellt Schülerin N. eine Brechschale bereit. Frau M. äußert, daß sie Appetit hat, als sie von der Schülerin N. danach gefragt wird. Um das Essen zu reichen, setzt sich Schülerin N. auf die linke Bettkante.

Probleme der Frau M.
Anfänglich hat Frau M. noch die Kraft, selbständig aus einem Schnabelbecher zu trinken, sie wird jedoch sichtlich kraftloser. Die Schülerin bietet ihre Hilfe zum Essenreichen an, die Frau M. dankend annimmt. Mit sehr viel Geduld hat Schülerin N. nach etwa 25 Minuten die Hälfte von der Mittagsmahlzeit gereicht. Danach äußert Frau M., daß sie sich satt fühlt und nicht mehr essen möchte. Während des Essenreichens klagt Frau M. über Rückenschmerzen, die sie auf das ständige Liegen im Bett zurückführt. Frau M. ißt sehr langsam und gibt auf Fragen der Schülerin nicht immer die passende Antwort. Sie ist leicht desorientiert.

Probleme durch Schülerin N.
Die Schülerin handelte teilweise nach dem mutmaßlichen Willen der Patientin, da Frau M. zeitweise desorientiert ist und auf Fragen unpassende Antworten gibt. Während des Essenreichens äußert Frau M. den Wunsch, wieder in flacher Rückenlage zurückgelegt zu werden, da sie in Oberkörperhochlagerung Rückenschmerzen hat. Hierdurch fühlt sich Schülerin N. in einer Konfliktsituation, da sie aus Gründen der Aspirationsgefahr Frau M. das Essen nicht in Rückenlage geben möchte. Sie erklärt Frau M. diese Problematik und stellte das Bettkopfende jetzt auf etwa 35°. Diese zeigt Verständnis und willigt ein, bis zum Ende des Essenreichens in dieser Oberkörperhochlagerung zu verbleiben.

Welche Menge wurde von der angebotenen Mahlzeit gegessen?
Insgesamt aß Frau M. die Hälfte der angebotenen Mahlzeit.

Nachbereitung der Schülerin N.
Nach dem Essenreichen lagert die Schülerin N. Frau M. auf die rechte Seite in flacher Position. Das Essenstablett räumt sie ab.

Bemerkung

Geplant war, daß der examinierte Pflegende O. Frau M. das Essen reicht. Er disponierte jedoch kurzfristig um und schickte die Schülerin N. zu Frau M. Als Grund gab der Pflegende O. an, daß er keine Zeit zum Essenreichen hatte.

3. Beobachtung

Allgemeine Daten

Datum der Beobachtung	: 27.09.94
Station	: Station der Inneren Medizin
Dauer des Essenreichens	: 20 Minuten
Mahlzeit	: Frühstück
Name des Patienten	: Frau P.
Alter des Patienten	: 87 Jahre
Zustand des Patienten	: Frau P. ist orientiert, aber zur Zeit meiner Beobachtung sehr müde. Sie ist eine blinde Patientin.
Primärerkrankung	: Exikose
Kostform laut Kurve	: Breikost
Essen gereicht durch	: Examinierte Krankenschwester Q.

Fotografie zur Beobachtung

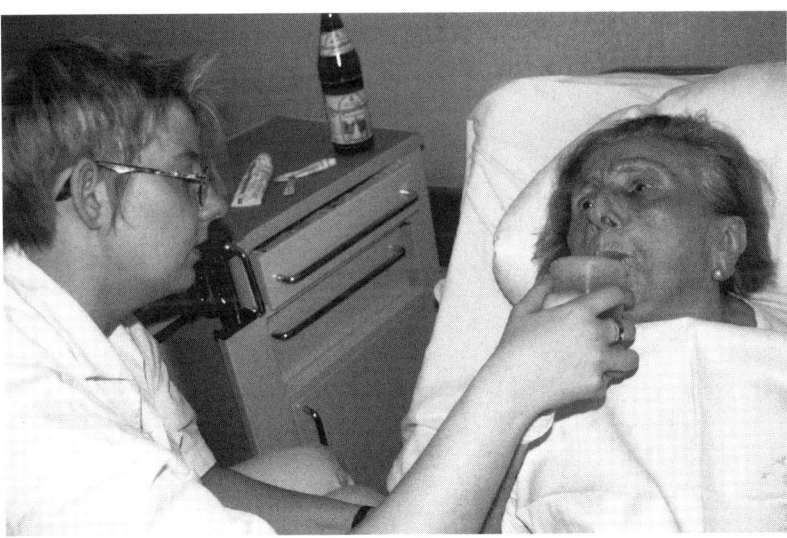

Grund des Essenreichens

Die Blindheit und das hohe Alter von Frau P. ist ein Grund, daß ihr das Essen gereicht wird. Ein weiterer Grund ist ihre Müdigkeit, durch die ihr die Kraft in Hand, Arm- und Schultergelenken zum Halten von Schnabelbecher und Besteck fehlt.

Vorbereitung durch Krankenschwester Q.
Das Kopfende des Bettes von Frau P. wird auf zirka 65° hochgestellt und das Bettgitter abmontiert. Die Krankenschwester Q. holt einen Stuhl und setzt sich rechts neben das Bett von Frau P. Vor dem Essenreichen legt die Krankenschwester Q. Frau P. eine Serviette unter das Kinn.

Probleme der Frau P.
Frau P. redet kaum während des Essenreichens. Nur nach dem Essenreichen verlangt sie nach ihrer Strickjacke, da ihr kalt ist.

Probleme der Krankenschwester Q.
Die Krankenschwester Q. scheint unter Zeitdruck zu stehen. Das könnte daran liegen, daß sehr viel Arbeit auf dieser Station zu tun ist.

Welche Menge wurde von der angebotenen Mahlzeit gegessen?
Es wurde ein halbes Brot mit Marmelade gegessen und ein Schnabelbecher mit Kaffee getrunken. Das entspricht etwa der Hälfte von der angebotenen Mahlzeit.

Nachbereitung durch Krankenschwester Q.
Das Essenstablett wird abgeräumt, die Patientin wird gelagert und die Serviette zur Seite gelegt.

Bemerkung
Keine.

9. Beobachtung

Allgemeine Daten

Datum der Beobachtung	: 06.01.95
Station	: Station der Inneren Medizin
Dauer des Essenreichens	: 20 Minuten
Mahlzeit	: Mittagessen
Name des Patienten	: Herr R.
Alter des Patienten	: 51 Jahre
Zustand des Patienten	: Herr R. ist wach und orientiert
Primärerkrankung	: Apoplektischer Insult links. Von der Lähmung ist die linke Körperhälfte betroffen.
Essen gereicht durch	: Examinierter Krankenpfleger S. (Stationsleitung)

Fotografie zur Beobachtung

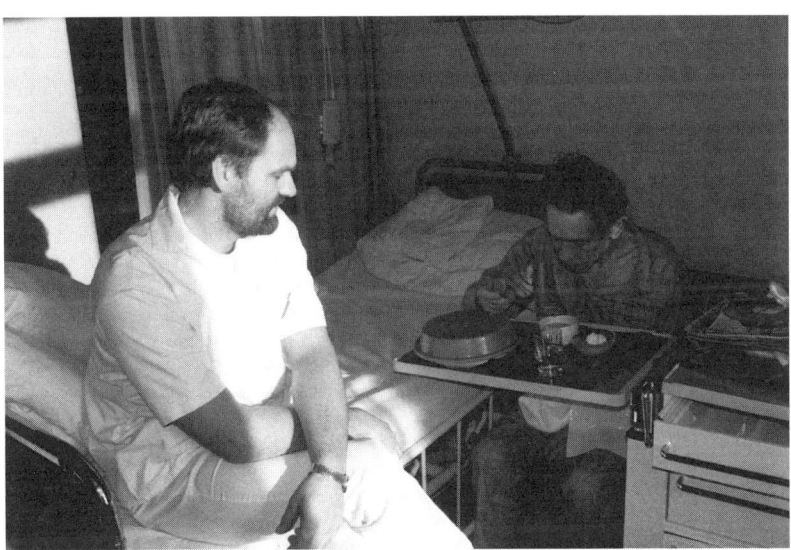

Grund des Essenreichens

Aufgrund eines apoplektischen Insults mit linksseitiger Lähmung hat Herr R. sehr starke Probleme beim Schlucken. Besonders wenn er Flüssigkeiten trinkt, verschluckt er sich häufig. Herr R. ist Rechtshän-

der. Mit seiner rechten Hand kann er seine Mahlzeit selbständig einnehmen, so daß der Krankenpfleger S. Herrn R. das Essen nicht direkt
in den Mund eingeben muß. Der Krankenpfleger S. übernimmt beim
Essenreichen folgende pflegerische Tätigkeiten: Anleitungs-, Kontroll-
und Überwachungsaufgaben. Die Anleitung durch den Krankenpfleger
S. geschieht beispielsweise folgendermaßen: „Nehmen sie immer kleine Schlucke, Herr R." Seine Kontrollaufgabe nimmt er wahr, indem er
zum Beispiel darauf achtet, daß Herr R. genügend Flüssigkeit zu sich
nimmt. Herr R. neigt dazu, weniger als seinen täglichen Flüssigkeitsbedarf zu trinken, da er sich vor dem Verschlucken von Getränken
fürchte. Die Überwachungsaufgabe des Krankenpflegers S. besteht
darin, bei einer Aspiration schnellstmöglich einzugreifen. Daher sitzt
der Krankenpfleger S. in unmittelbarer Nähe von Herrn R.

Vorbereitung durch Krankenpfleger S.
Der Krankenpfleger S. setzt Herrn R. aus dem Bett in einen Stuhl. Anschließend zieht er ihm Hausschuhe an und reicht ihm eine Serviette.
Danach klappt er den Tisch des Nachtschrankes aus und schiebt diesen
seitlich vor Herrn R. Der Stationsarzt kommt ins Patientenzimmer
und weist den Krankenpfleger S. darauf hin, daß der linke Arm von
Herrn R. während des Essenreichens auf diesem ausgeklappten Tisch
liegen soll. Der Tisch ist mit einer rutschfesten Unterlage versehen.
Darauf stellt der Krankenpfleger S. das Mittagessen und ein Glas Wasser mit einem Strohhalm.

Probleme des Herrn R.
Herr R. äußert das Gefühl, „zuviel" Essen im Mund zu haben. Er
nimmt an, daß er sich aus diesem Grund ständig verschluckt. Herr R.
kann seine Lippen nicht fest verschließen, so daß er während des Essens unkontrollierten Speichelfluß hat. Seinen Speichel wischt der
Krankenpfleger S. mit einer Serviette regelmäßig vom Mund ab. Der
Versuch, Herrn R. aus einem Glas Wasser mit einem Strohhalm trinken zu lassen, endet immer wieder mit einer ausgeprägten Aspiration.

Probleme des Krankenpflegers S.
Nach meiner Beobachtung befragte ich den Krankenpfleger S. nach
Schwierigkeiten während des Essenreichens bei Herrn R. Folgende
Antwort gab er mir daraufhin:
1. Es waren sehr wenige Interventionen möglich.
2. Da, wo Interventionen möglich waren, hatte ich wenig Erfolg.

Welche Menge wurde von der angebotenen Mahlzeit gegessen?
Angeboten wurde Kartoffeln, Fisch, Spinat, Apfelmus, ein Glas Wasser und eine Suppe. Davon hatte Herr R. die Nachspeise (Apfelmus),
ein halbes Glas Wasser und zirka ein Drittel der angebotenen Kartoffeln sowie einen halben Fisch und ein Viertel vom Spinat gegessen.

Nachbereitung durch Krankenpfleger S.
Das Essenstablett wird abgeräumt.

Bemerkung
Anzumerken ist, daß der Krankenpfleger S. Herrn R. während des Essenreichens für kurze Zeit alleine ließ, um Fisch zu holen. Diesen Es-
senswunsch hatte Herr R. geäußert. Während der Abwesenheit des
Krankenpflegers S. verschluckte sich Herr K. sehr stark, wodurch ein
Würgereiz ausgelöst wurde. Ich gab Herrn R. Hilfestellung, dadurch
wurde allerdings aus meiner nicht teilnehmenden Beobachtung für
kurze Zeit eine teilnehmende Beobachtung.

7. Beobachtung

Allgemeine Daten

Datum der Beobachtung   : 04.01.95
Station   : Station der Inneren Medizin
Dauer des Essenreichens   : 20 Minuten
Mahlzeit   : Abendessen
Name des Patienten   : Frau H.
Alter des Patienten   : 77 Jahre
Zustand des Patienten   : Frau H. kann sich nicht verbal
                                    äußern, da sie an einer Aphasie
                                    leidet.
Primärerkrankung   : Vollbild eines linkshirnigen
                                    apoplektischen Insults mit schlaf-
                                    fer Hemiparese rechts und Apha-
                                    sie, Diabetes Typ II (insulinpflich-
                                    tig) und eine Hyperlipidämie.
Kostform laut Kurve   : Frau H. erhält 12 BE, breiige
                                    Kost, sowie einmal täglich 500 ml
                                    Fresubin diabetin.
Essen gereicht durch   : Krankenpflegeschüler G.
                                    (er befindet sich im letzten Aus-
                                    bildungsjahr).

Fotografie zur Beobachtung

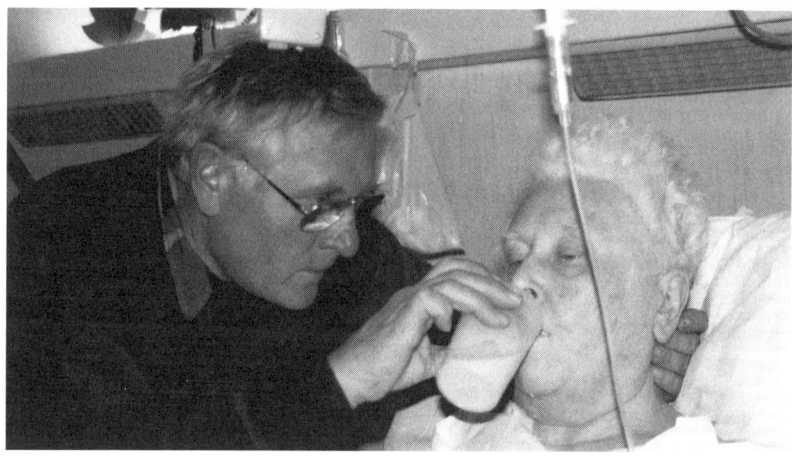

Grund des Essenreichens
Der apoplektische Insult und die körperlichen Einschränkungen hierdurch sind der Hauptgrund für das Essenreichen. Ein weiterer Grund
liegt sicherlich auch bei der Essensverweigerung von Frau H.

Vorbereitung durch Krankenpfleger G.
Die examinierte Krankenschwester T. und der Krankenpflegeschüler
G. lagern Frau H. auf den Rücken, wobei der Oberkörper durch zwei
Kopfkissen und das hochgestellte Kopfende gestützt wird. Frau H. er-
hält eine Serviette unter ihr Kinn vorgelegt.

Probleme der Frau H.
Frau H. äußert sich während meiner Beobachtung nur durch nonverbales Verhalten und das überwiegend sehr unkoordiniert, wie etwa durch
leichtes Kopfschütteln, Kopfnicken, Augenzukneifen, Lippenzusammenpressen und ähnliches. Das Essen verweigert sie sehr gezielt, indem sie die Lippen fest zusammenpreßt oder den Kopf zur Seite dreht.

Welche Menge wurde von der angebotenen Mahlzeit gegessen?
Angeboten wurde:
– gekochter Reis mit Zimt und Zucker
– Joghurt
– 150 ml Meritene im Schnabelbecher
– Pfefferminztee im Schnabelbecher
Von den angebotenen Speisen aß Frau H. zehn Teelöffel Reis und fünf
Schlucke Tee sowie 50 ml Meritene.

Eine Darstellung einer Beobachtungsphase
1. Der Schüler fragt Frau H., ob sie Hunger habe, bekommt jedoch
   keine Antwort.
2. Der Schüler steht während des Essenreichens.
3. Er gibt zwei bis drei Löffel vom gekochten Reis.
4. Er erinnert Frau H. daran zu schlucken.
5. Er spricht Frau H. Mut zu, doch etwas zu essen.
6. Der Schüler schaut besorgt zur Nachbarpatientin, da auch sie
   gleichzeitig Hilfe bräuchte.
7. Der Tee wird wieder zurückgestellt, da er noch zu heiß ist.
8. Frau H. ist zur Zeit passiv, reagiert nicht auf Fragen des Schülers.
9. Frau H. reagiert jetzt, indem sie den Kopf leicht schüttelt, wenn sie
   vom Schüler gefragt wird, ob sie noch was essen möchte.

Situationswechsel (zirka zehn Minuten nach Beobachtungsbeginn)
Der Sohn von Frau H. ist gerade zur Tür hereingekommen. Er besucht seine Mutter, um ihr das Essen zu reichen.
10. Der Schüler fragt den Sohn von Frau H., ob er das Essen jetzt weiter reichen möchte.
11. Der Sohn bejaht.
12. Der Schüler überläßt das Essenreichen dem Sohn von Frau H. und geht aus dem Patientenzimmer.
13. Der Sohn steht während des Essenreichens.
14. Er spricht sehr freundlich zu seiner Mutter und fragt, ob sie noch essen wolle. Sie antwortet jedoch nicht. Danach reicht er ihr das Essen.
15. Der Sohn legt seinen linken Arm um den Hals der Mutter, um sie beim Essenreichen besser unterstützen zu können.
16. Er spricht der Mutter immer wieder Mut zu, indem er beispielsweise sagt: „Ich gebe Dir noch was zu trinken und wenn Du es nicht mehr magst, dann spuckst Du es einfach wieder aus."
17. Frau H. trinkt einige Schlucke aus dem Schnabelbecher, und ihr Sohn fragt immer wieder, ob es noch gehen würde.
Das Essenreichen dauerte insgesamt 20 Minuten. Ich beobachtete, daß Frau H. bei ihrem Sohn im Vergleich zum Krankenpflegeschüler besser aß.

Probleme des Krankenpflegeschülers G.
Nach meiner Beobachtung fragte ich den Krankenpflegschüler G., was er im Zusammenhang mit dem Essenreichen als Problem empfand. Folgende Antworten gab er mir darauf:
1. Streß auf Station
2. Mangelnde Kommunikation mit der Patientin – man bekommt keine Rückmeldung
3. Essen gegen ihren Willen gereicht, und dann kommt die Verwandtschaft und sie ißt.
4. Bei Schwester I. ißt sie mehr als bei anderen. Wenn sie jemanden mag, dann ißt sie mehr.

Nachbereitung durch Krankenpflegeschüler G.
Da der Krankenpflegeschüler G. während des Essenreichens vom Sohn 'abgelöst' wird, sieht die Nachbereitung folgendermaßen aus:
1. Der Sohn reinigt den Mund von Frau H. mit einer Serviette.
2. Das Küchenpersonal der Station holt das Essenstablett aus dem Patientenzimmer, nachdem es sich vergewissert hat, daß das Essenrei-

chen beendet ist. Einen Joghurt, ein Reisschälchen sowie Tee im
Schnabelbecher lassen sie für Frau H. auf ihrem Nachtschränkchen
stehen.
3. Frau H. verbleibt nach dem Essenreichen in Rückenlage.

Bemerkung
Die Pflegenden dieser Station berichteten mir, daß Frau H. keinen Lebenswillen hat und sterben möchte. Der Krankenpflegeschüler G.
reichte anfänglich Frau H. das Abendessen, jedoch traten erhebliche
Schwierigkeiten beim Essenreichen auf. Diese waren bedingt durch
Verständigungsschwierigkeiten vonseiten von Frau Hs. aufgrund ihrer
Aphasie. Nur gelegentlich reagierte Frau H. durch nonverbales Verhalten auf Fragen des Krankenpflegeschülers G., jedoch schien sie überwiegend mit ihren Gedanken abwesend zu sein. Den größten Teil der
angebotenen Nahrung lehnte sie ab. Als der Sohn von Frau H. zur Tür
hereinkam, schien der Schüler erleichtert zu sein, jetzt 'abgelöst' zu
werden. Wie er mir berichtete, lag diese Erleichterung mit der noch zu
erledigenden Arbeit zusammen. Beispielsweise mußte er Frau U. (sie
ist die Bettnachbarin von Frau H.) das Essen reichen. Ich möchte noch
kurz einige Eintragungen aus dem Pflegebericht von Frau H. aufzeigen.

26.12.94   Patientin verweigert weiterhin jegliche Nahrungsauf-
            nahme, macht die Augen zu, redet nicht mit uns Pfle-
            genden. Auch mit Angehörigen redet sie nicht.
29.12.94   Patientin wurde im Bett versorgt. Sie hat nur mittags
            etwas gegessen, von den Angehörigen.
30.12.94   Patientin hat Nahrungsaufnahme weiterhin verweigert,
            trinkt jedoch schluckweise gut. Der Mund sieht schlecht
            aus, Zunge weißlich belegt.

Nach Aussage des Sohnes hatte Frau H. seit dem 16.12.94 kaum noch
gegessen. Seit dem 02.01.95 ißt sie wieder etwas.

1. Selbstbericht

einer examinierten Krankenschwester
05.12.1994

Thema: Esseneingeben
Ich erinnere mich an eine, für mich recht schwierige Situation des Esseneingebens bei einer alten Dame. Diese Patientin litt unter den Folgen eines Apoplexes mit rechtsseitiger Hemiparese und totaler Aphasie. Mit sehr viel Geduld konnten wir Pflegenden uns ein wenig verständlich machen und auch wenige ihrer Wünsche erraten/erfassen.
Auch die linke Körperhälfte konnte sie nur noch mit viel Mühe bewegen, so daß sie nicht in der Lage war, mit der linken Hand beim Essen
aktiv zu sein.
Folglich richteten wir ihr zu den Mahlzeiten das Essen und mobilisier-
ten sie zu zweit dazu in einem Sitzwagen.
Situation: das Tablett stand vor ihr auf dem Nachtschränkchen. Ich
setzte mich gemütlich zu ihr, um ihr das Essen zu reichen. Da ihr die
Zahnprothese schon lange nicht mehr paßte und sie eh unter Schluckstörungen litt, war passierte Kost vorgesehen, die teilweise nicht gerade sehr appetitlich aussieht. Als sie mal wieder das Essen vor sich
stehen sah, bemerkte ich durch ihr Stirnrunzeln, daß sie nicht begeistert von dem Essen oder eben der Situation, nun essen zu 'müssen',
war.
Ich legte ihr die Serviette vor und bat sie, das Essen doch wenigstens
einmal zu probieren. Ich erinnere mich, daß ich sie leider nicht fragte,
ob sie keinen Appetit hätte, sondern ging davon aus, daß sie was essen
wolle, da sie am Morgen auch nur sehr wenig gegessen hatte.
Die Patientin aß 6–7 Löffel der unterschiedlichen, passierten Hauptmahlzeit. Zwischendurch gab ich ihr aus dem Schnabelbecher ein wenig Brühe, bis sie den Mund versperrte und mir dadurch zu verstehen
gab, nicht weiter trinken zu wollen, bzw. von *diesem* Essen nichts
mehr aufnehmen zu wollen. Erneut reichte ich einen Löffel mit Nahrung, berührte damit ihre Lippen, doch der Mund blieb verschlossen.
Ihr Blicke wichen ab, irgendwohin in den Raum, – ich verstand – ein
wenig.
Da leider keine Verständigung mit ihr möglich war, startete ich nun
den Versuch, ihr den Nachtisch einzugeben. Ich dachte nur, daß sie
von dem wenigen Essen nicht satt sein könnte, wußte gleichzeitig aber
auch, daß sie nicht mehr die meiste Kraft zum Weiterleben besaß. Es-

sen ist Lebensqualität für die Patienten, und dieser Patientin konnten wir lediglich die Mobilisation in den Sitzwagen, sowie die Mahlzeiten und weitere kleine Dinge (wie Musik, Photos/Bilder) anbieten. Ich versuchte, sie zu motivieren, wenigstens den Nachtisch aufzuessen, eine Quarkspeise, erzählte ihr von Energie durch Nahrungsaufnahme, sagte ihr aber auch, daß, wenn sie absolut nicht wolle, ich sie dazu nicht zwingen könne. Ich zeigte ihr Verständnis für ihre Situation, versuchte aber gleichzeitig immer wieder, ihr Nahrung zukommen zu lassen.

Sie hatte schon einige Tage lang sehr schlecht gegessen, so daß ihr der Arzt schon mit einer PEG (perkutane endoskopisch kontrollierte Gastrostomie, Verf.) 'gedroht' hatte. Da ich selbst zum derzeitigen Zeitpunkt nicht überzeugt von dieser 'Therapie' war, versuchte ich, ihr möglichst viel Nahrung zukommen zu lassen, um sie davor zu bewahren. Auch von der Quarkspeise war sie nicht begeistert, worauf ich ihr dann einen Schokoladenpudding besorgte.

Sie zeigte nicht gerade ersichtliche Freude, als ich ihr diesen schmackhaft machen wollte, nahm dann aber dennoch einige Löffel davon. Da ich das Gefühl hatte, daß ihr der Pudding jedenfalls besser als der Quark geschmeckt hatte, ließ ich ihn für später stehen.

In meinem Kopf ging es hin und her. Irgendwo ist solch eine Situation manchmal für mich eine Art der 'Vergewaltigung' das ständige Aufdrängen von Essen. Besonders, wenn man das Gefühl hat, daß sie eigentlich gar nicht mehr leben wollen. Gleichzeitig kommt man auch schnell in die Situation der 'Vernachlässigung', wenn aus Zeitgründen zu wenig versucht wird, den Patienten Essen einzugeben. (Schnelles Nachgeben, wenn der Patient das Essen verweigert). Gewissenskonflikte entstehen hier schnell. Auch bei dieser Patientin habe ich mich dabei 'ertappt', Schüler zum Essenreichen hinzuschicken, da ich zu wenig Geduld und Zeit hatte und auch, weil ich diesem Konflikt entgehen wollte.

Exploratives Interview Nr. 1

(Pretestphase)
mit einem Krankenpfleger
am 26.09.94
Dauer des Interviews: 45 Minuten

1. Wie oft kommt es bei Dir pro Woche durchschnittlich vor, daß Du Patienten das Essen reichst?

In der Regel würde ich sagen: zu wenig. Ich denke mal zwei- bis dreimal die Woche.

1.1 Ist Deine Antwort auf eine Halbtagsstelle bezogen?

Ja, ich arbeite immer im Zwei-Wochenblock und dann pro Woche zwei- bis dreimal – also das Essen direkt anreichen!

2. Nach welchen Kriterien entscheidet es sich, welche Pflegekraft den Patienten das Essen reicht?

Also, bei uns auf der Station ist es in der Regel so – weil Essenanreichen auch den Faktor Zeit beinhaltet, daß primär Schüler den Patienten das Essen anreichen. Wir Examinierten übernehmen dann, nachdem wir abgewogen haben, was für Schwierigkeiten bei der Essensanreichung bestehen. Dann würde ich erstmal sagen: starke Schluckbeschwerden und Patienten mit Aspirationsgefahr übernehmen primär Examinierte, und sonst in der Regel übernehmen primär Schüler/Schülerinnen.

2.1 Du sagtest 'wir'. Heißt das, daß Ihr das im Team besprecht?

Das wird teilweise im Team während der Übergabe angesprochen, wenn man drüber spricht, wieweit der Patient selbständig mit Hilfe ißt. Auf der anderen Seite entscheidet sich dieses individuell in der Gruppenpflege.

3. Kannst Du mir beschreiben, wie Du üblicherweise bei dieser pflegerischen Tätigkeit vorgehst, wenn Du zum Beispiel einem Patienten das Essen reichst?

Also, wichtig ist für mich erstmal primär, daß der Patient zum Essen erstmal vernünftig sitzt, abhängig davon, wie weit er das kann. Er wird

entweder an den Tisch gesetzt oder auf einen Stuhl gesetzt, oder –
wenn er bettlägerig ist, daß er eine recht angenehme Position im Bett
hat – eine aufrechte. Eine andere Sache ist, daß der Patient informiert
ist über das, was er zum Essen bekommt – daß das, was er ißt, auch
übereinstimmt mit dem, was er verträgt, was er darf und was er
möchte. Also, eigene Wünsche spielen auch eine Rolle. Dann ist für
mich noch sehr entscheidend: dieser Faktor Zeit. Wenn ich einem Patienten Essen reiche, daß ich das schon in einer Gewißheit mache, daß
ich mir die Zeit nehmen kann. Damit ist auch verbunden, daß ich beim
Patienten nicht stehen bleibe, sondern daß man sich einfach dazu setzt.
Weitere Aspekte sind, daß der Patient nach Möglichkeit selbständig
ißt, also die Hilfe beschränkt sich auf die Ausnahme. Nach Möglichkeit soll der Patient selbständig essen. Wenn das nicht gewährleistet
ist, wird halt übernommen, halt in Abhängigkeit davon, daß er seine
Selbständigkeit bewahrt. Es gibt noch viele kleinere Aspekte, die entscheidend sind: zum Beispiel allein schon die Aufmachung des Essens, daß der Patient informiert ist, wo was steht, daß der Patient ein
gutes Blickfeld hat zum Essen. Ja, das war's.

3.1 War das Letztgenannte auf eine blinde Patientin bezogen?

Nein. Bei Blinden ist es eh entscheidend, aber auch bei Patienten, die
Orientierungsschwierigkeiten haben. Das muß nicht unbedingt auf die
Sehkraft beschränkt sein, sondern bei uns auf Station sind häufig auch
Patienten, die Orientierungsschwierigkeiten haben. Denen sagt man,
wo direkt was zu finden ist.

*3.2 Welche Nachbereitung machst Du nach dieser pflegerischen
Tätigkeit?*

Zur Nachbereitung fällt mir gerade noch was zur Vorbereitung ein.
Was auch wichtig ist, daß der Patient – wir haben überwiegend ältere
Patienten mit Zahnprothesen und so weiter, daß die nach Möglichkeit
vorher eingesetzt werden, daß sie gut sitzen. Und zur Nachbereitung
gehört natürlich auch, daß die Prothese gereinigt wird, daß die Möglichkeit besteht zur Mundpflege, daß der Patient wieder korrekt gelagert wird, entsprechend seinen Wünschen oder entsprechend seinen
Krankheitsbildern.

3.3 Schaffst Du das auch jedesmal?

Es ist eher nicht so, daß man sich da genügend Zeit nimmt. Ich würde
schon sagen, daß man diese Sachen im Hinterkopf hat, aber oftmals

wird durch den Zeitdruck das doch nicht so gehandhabt, wie das sein müßte. Aber es kommt auch vor, daß bei einem Patienten nicht darauf geachtet wird, daß eine Prothese vorhanden ist, obwohl er eigentlich Prothesenträger ist, so daß er sein Essen ohne Prothese zu sich nimmt.

3.4 Du sagtest, daß der Patient entweder aus seinem Bett heraus- genommen oder auch in einer richtigen Position im Bett gelagert werden soll. Wie oft ist es bei Dir möglich?

Da würde ich sagen, daß wir das schon einigermaßen anstreben – ge- rade auch bei Schlaganfall-Patienten, daß wir die schon zu den Mahl- zeiten, auch schon im Rahmen der Gesamtmobilisation, herausneh- men, und daß das auch wohl einigermaßen klappt. Es könnte auch we- sentlich besser sein, aber da würde ich schon mal sagen, daß das schon mal ganz gut hinhaut. Es ist dann allerdings eher so, daß die Patienten zum Essen von den Pflegekräften mit herausgenommen werden wür- den, aber die Essensanreichung dann primär von Schülern übernom- men wird, so daß es letztendlich ein geteilter Prozeß ist. Also so, daß nicht derjenige, der den Patienten heraussetzt, auch gleichzeitig beim Essen dabei ist, sondern daß die Mobilisation durch eine Pflegekraft stattfindet, die Pflegekraft aber dann geht und der Schüler sich bei dem Patienten hinsetzt und das Essen anreicht.

4. Welche Hilfsmittel benutzt Du beim Essenreichen?

Hilfsmittel? Es gehört eigentlich auch schon ein wenig Improvisation dazu. Also, wir machen das teilweise bei Schlaganfall-Patienten so, daß wir zum Beispiel das Besteck (Gabel, Messer) durch Mullbinden verstärken, um die Griffigkeit besser zu gewährleisten. Auf der ande- ren Seite gibt es eigentlich wenig Hilfsmittel bei uns im Haus – gerade auch für Schlaganfall-Patienten, die eigentlich schon in anderen Häu- sern vorhanden sind. Von daher wüßte ich eigentlich keine direkten Hilfsmittel. Ich hätte wohl einige im Hinterkopf. Die existieren nicht bei uns im Haus. Abgesehen von den allgemein bekannten Hilfsmit- teln wie: Schnabelbecher, Strohhalme, das ist klar. Ich denke, daß es für die Gruppe der Schlaganfall-Patienten speziellere gibt, jedoch feh- len die zur Zeit bei uns im Haus.

5. Kennst Du Handgriffe, die beim Essenreichen als Hilfsmittel dienen, und verwendest Du diese Hilfsmittel manchmal?

Ja, Handgriffe insofern, um das Mundöffnen des Patienten so zu unter- stützen, daß man da vielleicht so'n bißchen mithilft, indem man das

Kinn leicht – nicht mit Gewalt – herunterdrückt. Ein anderer Handgriff ist, die Schluckförderung des Patienten mit zu unterstützen, daß man den Zungenboden ausstreicht, bei Patienten, die primär Schluckbeschwerden haben, wo Schlucktraining angesagt ist.

5.1 Kannst Du noch mal zeigen, wie das mit dem Kinn geht?

Das ist dieser (Interviewpartner zeigte mir diesen Griff). Wie gesagt, das nur bei Schluckversuchen bei Patienten, um zu sehen, wie weit Schluckreflexe, Hustenreflexe vorhanden sind. Das ist sehr eingegrenzt – genauso wie dieser Schluckreflex durch Ausstreichen. Das ist eigentlich ein Handgriff, der mehr oder weniger selten vorkommt.

5.2 Aber ab und zu wendest Du diesen an?

Ja, ab und zu, aber das ist sehr sehr selten. Primär auch nur bei Patienten, die sonst parenteral oder über eine Magensonde ernährt werden. Wo man halt wieder schauen will, inwieweit ein eigenständiger Schluckreflex vorhanden ist.

5.3 Welche Hilfsmittel kennst Du denn?

Hilfsmittel beim Essen ist einmal so: es gibt Folien, rutschfeste Folien, so daß Teller, Tassen sich nicht so leicht verschieben lassen. Ein weiteres Hilfsmittel ist eigentlich schon der Teller an sich mit erhöhtem Rand, so daß Patienten einhändig nicht so viele Schwierigkeiten haben, das Essen zu sich zu nehmen. Schnabelbecher habe ich schon angeführt, Strohhalme, dann diese besagten Bestecke für Schlaganfall-Patienten, wo die Griffe wesentlich verstärkter sind, so daß sie mehr Angriffsfläche für die Hand bieten, und (Pause), das waren sie schon. Einige!

6. Wählen die Patienten ihr Essen selber aus, wenn Du ihnen das Essen reichst?

Zum Teil. Überwiegend wird das Essen auf ärztlicher Seite festgelegt – von der Kostform-, ob es jetzt eine Magenschonkost ist oder eine Diät und so weiter. Aber bei Patienten, die wegen eines schlechten Ernährungszustandes kommen, ist es bei uns in der Regel so, daß die Patienten in der Regel ihre individuellen Wünsche äußern können. Die werden mit dem Arzt im Endeffekt auch abgesprochen, je nachdem, ob man da nicht irgendwie Kompromisse eingehen kann. Bei vielen Patienten ist aufgrund der Alterssituation teilweise auch gar nicht gegeben, daß sie selbst mitverantwortlich entscheiden können, was sie wollen – zum Beispiel stark demente Patienten. Also, die bekommen ein Essen, was wir primär für sie, daß wir für sie entscheiden, so daß eine Selbstentscheidung erstmal nicht stattfindet.

6.1 Werden auch Angehörige gefragt?

Ja.

6.2 Regelmäßig oder sporadisch?

Sporadisch und individuell.

7. Reichst Du gerne das Essen?

Wenn ich weiß, daß ich genügend Zeit habe – in der Regel ja. Ich finde, daß das eine ganz schöne Arbeitsform ist, zumal jetzt nicht nur das Essenanreichen ansteht, sondern im Endeffekt vieles mehr eine Rolle spielt: wie zum Beispiel, daß man da natürlich auch noch eine persönlichere und tiefere Beziehung aufbaut zum Patienten, da man sich unterhält. Von daher ist es nicht nur der Faktor, daß der Patient Nahrung zu sich nimmt. Ich denke, beim einzelnen Anreichen spielen noch andere Aspekte eine wesentliche Rolle: zum Beispiel, daß man sich mit dem Patienten austauschen kann während des Essens, und daß sich während des Essenanreichens die Möglichkeit bietet, den Patienten über einen längeren Zeitraum zu beobachten, Probleme beim Patienten halt auch wahrzunehmen, Ressourcen auch. Von daher ist es auch schon wesentlich umfangreicher.

8. Kannst Du mir eine Situation schildern, an die Du Dich sehr gut erinnerst, in der Du das Essen angereicht hast?

Ja, es gibt eigentlich ein Beispiel, was bestimmt öfters vorkommt. Es war ein Patient, der – so wie er laut Diagnose eingeliefert wurde – keine Nahrung mehr zu sich nehmen konnte, und die Ärzte eigentlich kurzfristig ihm eine Ernährungssonde verabreichen wollten, und sich letztendlich herausstellte, beim Versuch ihm Nahrung anzureichen, daß er eigentlich keine Schwierigkeiten hatte, Nahrung zu sich zu nehmen. Im Endeffekt hatte er eine Abneigung gegen die Art und Weise, wie er halt – er kam aus dem Altenheim – das Essen bekam. Dieses hat sich aber nur herausgestellt, weil man sich wirklich mal die Zeit nahm und den Versuch machte, um den Patienten daraufhin abzuchecken. Letztendlich konnte der Patient selbständig essen, das war nur eine Frage, wie man da mit dem Patienten umging. Das fand ich schon irgendwo ein Erfolgserlebnis und auf der anderen Seite aber auch eine

Bestätigung darüber, daß man im Vorfeld halt soziale und psychische Komponenten beim Patienten abklopfen soll.

8.1 Wie hast Du herausgefunden, daß dieser Patient selbständig essen kann?

Dadurch, daß er ganz klar äußerte, daß er das Essen aus ganz bestimmten Gründen nicht zu sich nahm. Das hat er im Endeffekt gesagt, und nach einer Zeit, so auf seine Wünsche eingehend, hat er das Essen wieder zu sich genommen. Also, es war eine ganz einfache Sache, es war nur der Punkt, mal zu fragen, warum er nicht ißt. Und darauf denk ich, sollte man direkter und stärker eingehen. Und das hat die Ursache im Endeffekt schon hervorgebracht.

8.2 Kannst Du noch mal genauer sagen, was der Patient gesagt hat, warum er nicht essen wollte? Du sagtest, die Art und Weise, wie ihm das Essen im Altersheim gereicht wurde, gefiel ihm nicht.

Es war zum einen der Punkt, daß er einiges an der Kostform zu bemängeln hatte, also die schmeckte ihm anscheinend nicht. Und es war zum anderen, daß er teilweise auch sich ein bißchen unter Druck gesetzt fühlte, dadurch vielleicht auch, daß er das Essen teilweise abgelehnt hatte, weil er vielleicht auch nicht so viel essen wollte. Dann wurde er halt irgendwie unter Druck gesetzt, so nach dem Motto, er müsse jetzt essen und so weiter und so fort. Im Endeffekt hat sich eine Widerwilligkeit aufgebaut, in die er sich auch psychisch dann stark hineingesteigert hat. Aber entscheidend war für mich der Aspekt, daß kein organischer Mangel oder Defekt bestand, sondern daß es wirklich eher ein psychisches oder soziales Problem war.

8.3 Haben Deine Kollegen das akzeptiert, als Du es erreicht hast, daß er wieder aß?

Ich habe es nicht nur alleine erreicht, sondern das ist eine Sache, die uns im Team aufgefallen ist, und es wurde sehr stark akzeptiert.

9. Hattest Du schon mal Ekelgefühle während des Essenreichens?

Ganz, ganz selten. Eine Situation ist bestimmt die, wenn ein Patient das Essen gereicht bekommt und gleichzeitig alles wieder herausspuckt, und zwar so massiv, daß man selber was abbekommt. Obwohl ich das noch nicht mal so ekelhaft – in Anführungsstrichen – finde. Eine andere Komponente ist, wenn der Patient Essen erbricht. Und da gibt es schon Situationen, wo ich dann auch schon Probleme habe, mit dem Erbrochenen umzugehen. Aber das ist, wie gesagt, sehr sehr selten.

9.1 Wie reagierst Du dann, wenn diese Situation aufkommt?

Ich versuche auf alle Fälle, dem Patienten gegenüber das nicht zu äußern, wenn der Patient erbricht oder halt eben das Essen sehr stark wieder ausspuckt (Pause). Ich überdecke das Erbrochene mit einem Handtuch oder einer Serviette, so daß der Patient erstmal selber dieses Phänomen nicht so wahrnimmt, daß er halt in seiner Essensaufnahme behindert oder gehandicapt ist.

9.2 Was für Gefühle hast Du selber?

Eine Wut, würde ich sagen, ist nicht da, aber eine Enttäuschung. Man verbindet damit schon einen Erfolg, von daher ist es bestimmt auch ein Rückschlag. Wut direkt nicht. Was ich aber schon mal gehabt habe: wenn man unter Zeitdruck steht und sich dann die Zeit nimmt und im Endeffekt ein Rückschlag kommt, daß man dann schon eine starke Enttäuschung oder auch (Pause) ja, vielleicht ein bißchen sauer wird. Aber irgendwie ist mir dann im Nachhinein auch klar, daß das im Endeffekt nicht das Patientenproblem ist, sondern im Endeffekt das Zeitproblem oder das Problem der Struktur im Krankenhaus. Aber es ist schon so, wenn ich weiß, daß ich genügend Zeit habe, daß ich das streßfrei machen kann, auch das Essen anreichen, daß ich dann eher mit solchen Rückschlägen umgehen kann, als wenn das irgendwie unter diesem Druck noch geschieht. Dann ist ein Rückschlag doppelt so enttäuschend.

9.3 Wie reagierst Du dann?

In Bezug auf den Patienten?

9.4 Wenn Du kaum Zeit hast, Dir aber die Zeit nimmst und der Patient nach dem Essenreichen erbricht. Wie reagierst Du dann?

Ja, das lasse ich schon irgendwie raus. Und zwar dadurch, daß ich im Team das mit Kollegen anspreche. So, daß man aus dem Zimmer rausgeht und das schon wiedergibt: 'So, jetzt habe ich da eine viertel Stunde bei dem Patienten gesessen, er hatte gut gegessen, und dann hat er gleich alles erbrochen'. In dem Moment ist es schon so, daß man es so rausläßt, daß man das an den Kollegen dann weitergibt. Das ist dann für mich eher die Form, die Enttäuschung abzugeben, abzureagieren.

9.5 Hauptsächlich hast Du das Ekelgefühl, wenn Patienten erbro-chen haben? So hatte ich das doch richtig verstanden?

Also nicht mal beim Erbrechen selber und, wie gesagt, nur sehr sehr selten. Also, es ist dann eher, wenn es massives Erbrechen ist, das Erbrochene dann zu entfernen. Den Vorgang des Erbrechens selber finde ich noch nicht mal so gravierend. Gravierender ist es dann nachher, wenn's dann noch massiv ist, das Erbrochene zu entfernen oder zu beseitigen.

10. Kannst Du eine Situation schildern, wo Du einem sterbenden Patienten das Essen gereicht hast? Und was hast Du dabei gefühlt und gedacht?

(Pause) Da fällt mir auf Anhieb so nichts ein. (Pause)

10.1 Ich frage später noch mal.

11. Wie reagierst Du, wenn Patienten die Nahrungsaufnahme ver-weigern, beziehungsweise ablehnen? Was für Gefühle und Empfin-dungen hast Du dann?

Ich versuche erstmal – wenn sie wirklich ganz stark ablehnen oder ver-weigern – anzufragen warum. Auf der anderen Seite, denke ich, ist es schwierig, die Ursache im Endeffekt wirklich zu ergründen. Das ist immer recht schwierig, weil da auch der Faktor Zeit eine Rolle spielt. Und oftmals, denke ich, gibt man sich früh damit zufrieden, daß der Patient das ganz kategorisch ablehnt. Im Endeffekt kommt man dann auch nicht an die wirkliche Ursache heran. Ich denke mal, eine Ver-weigerung ist erstmal ein Signal. Das beinhaltet, daß man da erstmal weiter suchen muß, und oftmals fragt man da halt nur: warum verwei-gern sie das Essen? Warum möchten sie nicht essen? Und wenn vom Patienten erstmal so nicht eine ganz klare Antwort kommt, dann über-läßt man das der Gewissensberuhigung, auf alle Fälle gefragt zu ha-ben, und der Patient hat ja noch mal 'nein' gesagt. Obwohl auf der anderen Seite mir dann schon klar ist, daß dieses 'nein' erstmal ein Zeichen wäre, um weiter zu schauen, aber das passiert dann nur sehr selten.

11.1 Mit was für einem Gefühl gehst Du mit solch' einem „Pro-blem" nach Hause?

Also, in der Regel ist es schon so, daß ich allzuviele Probleme nicht mit nach Hause nehme. Aber es ist schon so, daß einem dieses bei einigen Patienten – einen Tag oder auch länger – verfolgt. Also, es ist schon so, daß ich hin und wieder über bestimmte Patienten noch mal reflektiere und darüber nachdenke, wo die Gründe stecken können. Also, es ist nicht so, daß ich dies mit dem Feierabend ganz ablegen kann. Ich versuche dann schon primär irgendwie, das während der Arbeitszeit zu regeln. Das läßt sich auch nicht so ganz machen. Aber es ist schon so, daß das bei einigen Patienten vorkommt, daß man da auch Situationen – wie zum Beispiel: warum verweigert er das Essen? – daß man die dann schon mit nach Hause nimmt, darüber nachdenkt. Aber, wie gesagt, in der Regel nicht zu gravierend. Es ist noch recht geringfügig.

11.2 Aber es macht Dich schon etwas unzufrieden?

Doch, ein Stück Unzufriedenheit nehme ich dann schon mit nach Hause, aber jetzt nicht so stark, daß es sich auf mein Alltagsleben auswirken würde, aber schon, daß ich dieses in einer Reflexion wiederfinde.

11.3 Du sagtest, daß, wenn die Zeit da wäre, es doch möglich wäre, dem Patienten das Essen länger reichen zu können. Aber man gibt sich schnell damit zufrieden, wenn der Patient gesagt hat, er möchte nicht mehr essen, obwohl Du vorher noch mal sicherheitshalber gefragt hast. So sichert man sich ab und man weiß, wenn man tiefer darauf eingehen würde, dann würde der Patient vielleicht essen. Kannst Du dieses Problem vielleicht näher beschreiben?

Da denke ich, daß bei vielen Patienten, die das Essen verweigern, gar nicht mal für mich eine organische Behinderung im Vordergrund steht, sondern eine psychosoziale. Von daher ist diese Verweigerung ein Zeichen, auf das man tiefer eingehen muß. Wenn ich jetzt als Pflegekraft ins Zimmer komme, dann habe ich erstmal primär die Situation, daß ich anbiete. Ich biete ihm das Essen an und frage, ob er was essen möchte. Und er sagt dann kategorisch 'nein'. Dann ist es oftmals so, wegen dieser äußeren Faktoren Zeit und Druck und so weiter, daß man sich erstmal damit zufrieden gibt, daß man wieder rausgeht und sagt: ich habe gefragt, ich habe es angeboten, er hat verweigert – in dem besseren Wissen, daß diese Frage eigentlich erstmal ein Zeichen ist, um darauf tiefer einzugehen, eigentlich auch eingehen zu müssen. Das folgt dann in der Regel nicht.

11.4 Woran liegt das?

Ich denke, ein Punkt ist auf alle Fälle dieser Faktor Zeit, daß man zu wenig Zeit hat, weil man weiß, daß da und da noch was ansteht. Und wenn man sich jetzt darauf einläßt, daß das beinhaltet, daß man da was intensiviert. Ein anderer Faktor, denke ich, ist auch die eigene Unsicherheit im Umgang mit psychischen und sozialen Problemen, die unweigerlich bestehen.

12. Wie äußert sich bei Dir ein streßreicher Stationsalltag auf die pflegerische Handlung des Essenreichens?

Ein streßreicher Stationsalltag, der äußert sich in der Regel dadurch, daß wir als examinierte Pflegekräfte das Essen nicht reichen. Also, das ist schon so, wenn ein Tag sehr streßreich ist, werden gerade diese Sachen wie Essenanreichen oder Patienten was zu trinken geben, das wird dann primär auf Schüler, Praktikanten, Hilfskräfte abdelegiert.

12.1 Liegt es daran, daß sie mehr Zeit haben?

Das liegt in erster Linie daran, daß wir für meine Begriffe mit viel zu vielen Aufgaben konfrontiert werden, die erstmal gar nicht pflegerelevant sind. Sprich im administrativen und medizinischen Bereich. Die Schüler und Schülerinnen sind in der Regel diejenigen, die am meisten und am nächsten am Patienten arbeiten. Ich denke mir, eine andere Sache ist auch, daß vielleicht Essenanreichen als eine nicht so wichtige Aufgabe gesehen wird. Von daher wir es natürlich auch abdelegiert.

12.2 Ist das auch Deine Meinung?

Im Gesamtfeld Pflege, denke ich, hat für mich Essenanreichen oder Nahrunganreichen beim Patienten nicht viel mit Können zu tun, sondern da stehen andere Elemente im Vordergrund. Die, denke ich, Nichtexaminierte genauso erfüllen können, wie Examinierte, vielleicht sogar noch besser. Ich denke, das ist auch von Mensch zu Mensch verschieden. Nur, was ich entscheidend finde, da muß man schon auch eine fundierte Ausbildung für haben, um den Patienten in seiner Situation richtig einzuschätzen. Das heißt auch einzuschätzen: welche Faktoren beeinflussen bei diesem Patienten das Essen? Welche Probleme bestehen? Welche Ressourcen hat der Patient? Ich denke, das sind Aufgaben, die Schüler und Schülerinnen so noch nicht erfüllen können und auch noch nicht erfüllen brauchen. Aber so andere Aspekte, wie halt sich beim Patienten einfühlen oder auch Geduld aufbringen, sind Elemente, die nicht an ein Examen gebunden sind oder an einer fun-

dierten Ausbildung, sondern das sind für mich menschliche Elemente.
Und da würde ich erstmal nicht unterscheiden.

> *13. Hast Du schon mal das Essenreichen frühzeitig abgebrochen,
> obwohl es den Anschein hatte, daß der Patient noch gerne mehr
> gegessen hätte? Und wenn, könntest Du so eine Situation kurz
> schildern?*

Ja, ich denke frühzeitig abgebrochen schon, zwar nicht in dem direkten Sinne, daß der Patient ganz direkt gezeigt hat, daß er noch mehr
will – da, denke ich, ist mir das noch nicht passiert –, aber schon in
solch einer Situation, wo man sieht, daß der Patient noch wohl
möchte, das aber so direkt nicht äußern kann. Daß man da schon so
eine Frage stellt wie: 'ja, hat es Ihnen jetzt geschmeckt?' oder 'war es
jetzt genug?' Eine Befragung, die sehr schnell eine Bejahung beinhaltet, um das Essenreichen zu beenden. Also in der Form schon, ja.

> *13.1 Was für Gefühle und Empfindungen hattest Du dann?*

Das sind schon so Punkte, wo man sich im Endeffekt klar macht, daß
man da etwas macht, was man eigentlich selber nicht für gut heißt.
Aber das sind auch Situationen, die ich dann auch primär dann erlebe,
wenn dieser Faktor Streß da ist – wo man im Hinterkopf auch noch
andere Punkte hat und dann abwägen muß, wo man schnell in die Situation kommt, daß sich in allen Bereichen Unzufriedenheit aufbaut,
weil man in allen Bereichen auch nicht das wiedergibt, was man sich
vorstellt. Und da ist, denke ich, Essenanreichen auch ein Punkt neben
vielen anderen in der Krankenpflege.

> *14. Hast Du schon mal erlebt, daß Du während des Essenreichens
> aggressiv wurdest?*

Das ist natürlich eine Frage, wie weit man Aggressivität definiert,
aber, ich würde schon sagen, auf einer niederschwelligen Basis schon.

> *14.1 Kannst Du das mal genauer schildern?*

Primär dadurch, daß man sehr ungeduldig wird. Ich sage den Patienten
auch schon mal so Sachen wie: er soll sich mal anstrengen, er soll sich
mal bemühen und er soll mal aufpassen, wenn er zum Beispiel anfängt, unkontrolliert zu spucken. Also ich denke schon, daß da aggres-
sive Elemente eine Rolle spielen, daß sie sich primär bei mir schon
mal verbal äußern, körperlich eigentlich weniger. Ich denke schon, daß
das so ein Punkt ist, wenn man versucht, dem Patienten Flüssigkeit zu

geben – weil er halt auch dementsprechend Flüssigkeit braucht und ansonsten Infusionstherapie ansteht , daß man da schon mal versucht, dem Patienten halt den Schnabelbecher vielleicht auch etwas gröber mal anlegt, oder auch nicht mehr so kontrolliert jetzt auf diesen Schluckvorgang achtet – den Schnabelbecher erstmal anhält und erstmal die Flüssigkeit mehr oder weniger einlaufen läßt. Ja, in der Hoffnung, daß er natürlich jetzt erstmal viel trinkt. Also, mit Besteck, mit Löffel ist mir das bislang so noch nicht passiert.

14.2 Oder vielleicht einfach so, daß man den Kopf hoch hält ?

Ich denke schon, wie gesagt. Elemente wie, daß man die Schnabeltasse da vielleicht mal stärker andrückt.

14.3 Hast Du das schon mal gemacht?

Ja, auch.

15. Der Hintergrund meiner Frage war, ob Du mir ein konkretes Beispiel dazu nennen kannst, in der Du Dich dem Patienten gegenüber aggressiv verhalten hast. Kannst Du Dich an so eine Situation erinnern?

Oh, diese Einzelbeispiele! So konkret fällt mir da jetzt kein Einzelbeispiel ein.

15.1 Das macht nichts. Wenn Dir später noch ein Beispiel einfällt, dann kannst es ja dann noch sagen.

16. Hast Du schon einmal beim Essenreichen oder auch hinterher ein schlechtes Gewissen bekommen? Es bezieht sich ein wenig auf die vorherige Frage.

Ja, das habe ich.

16.1 Wie äußert sich das bei Dir?

Ja, das äußert sich dann primär erstmal dadurch, daß man im Endeffekt wieder das nicht gemacht hat, was man sich eigentlich als Ziel auch vorgibt.

16.2 Was ist Dein genaues Ziel?

Das Ziel ist für mich, eine bedürfnisorientierte Pflege durchzuführen, das heißt auch, daß ich auf die Bedürfnisse des Patienten nach Möglichkeit einzugehen versuche. Und das steht dann oft im Widerspruch zu dem, was man durchführt. Denn das ist keine patientenorientierte Pflege, sondern das ist dann standardisiert. Es kommt dann primär nur noch darauf an, daß man so seine Pflicht erfüllt hat und nicht, daß man sich wirklich an den Patienten orientiert hat.

17. Delegierst Du gerne das Essenreichen an andere Kollegen?

An andere Kollegen ist bei uns zur Zeit schwierig, weil bei der Zimmer- oder Bereichspflege bin ich primär erstmal selber dafür verantwortlich. An Schülern wird das schon öfters delegiert, und da kommt es bestimmt schon vor, daß ich ganz froh bin, daß ich bei einigen Patienten nicht das Essen anreichen muß. Und das ist natürlich auch ein Ausnutzen – in Anführungsstrichen – , das zu delegieren, mit dem Argument, es gibt halt auch noch andere Aufgaben, die der Schüler nicht bewerkstelligen kann.

17.1 Jetzt noch einmal zu Frage zehn. Kannst Du mir eine Situation schildern, oder erinnerst Du Dich noch an eine Situation, wo Du einem Patienten, der im Sterben lag, das Essen gereicht hast?

Also, ich habe sicherlich schon einigen Patienten, die halt im Sterben lagen, das Essen gereicht. Die Frage ist natürlich jetzt auch, in welchem Prozeß des Sterbens.

17.2 Die Frage war so gemeint, daß diese Patienten schon in der letzten Phase des Sterbeprozesses lagen, also kurz vor ihrem Tod, und wo Du versucht hast, denen das Essen zu reichen.

Kurz vor ihrem Tod, also wenn es sich wirklich in einem so kurzem Zeitraum abspielt? Und der Patient eigentlich auch die Möglichkeit hat sich zu artikulieren? – dann würde ich eine Essensanreichung nur ganz ganz eng an den Wünschen des Patienten festmachen. Meine bisherige Erfahrung mit sterbenden Patienten in dieser Phase ist eigentlich die, daß die Patienten in aller Regel dann nur ein bißchen Flüssigkeit zu sich nehmen, aber nicht irgendwie noch ein umfangreiches Essen – aber wenn, dann wirklich nur noch Kleinigkeiten. Und da war ich natürlich schon mal öfters in der Situation, denen schon mal Flüssigkeit anzubieten, den Mund feucht zu machen, die Lippen feucht zu machen, vielleicht auch mal ganz ganz wenig Nahrung zu geben: Joghurt oder eine andere Kleinigkeit.

17.3 An solche Situationen kannst Du Dich schon noch erinnern?

Ja, die Situationen waren schon mehrmals da.

17.4 Und waren da andere Gefühle da oder bestimmte Gefühle?

Doch, die Empfindungen und Gefühle sind bei diesen Patienten schon anders. Sie sind schon auf den Vorgang des Sterbens ausgerichtet und stehen daher für mich natürlich in einem anderen Kontext.

17.5 Und wie äußert sich das? Oder was für Gefühle sind das?

Das sind unterschiedliche Gefühle. Ich denke, es sind auch patienten-bezogene Gefühle. Es kann gut sein, daß ich bei einigen Patienten was wesentlich anderes empfinde als bei anderen. Es hängt auch davon ab, wie weit da auch vorher eine intensive Pflege stattfand. Aber jetzt spe-ziell auf diesen Vorgang, daß ich da noch mal Flüssigkeit dem Patien-ten gebe oder eine Kleinigkeit zu essen, das würde ich gar nicht so reduziert auf diesen Vorgang sehen. Das hebt sich eigentlich in dem Gesamtvorgang auf, und das ist für mich dieser Vorgang halt, Patien-ten beim Sterben zu begleiten. Da ist für mich zum Beispiel das Flüs-sigkeitanreichen auch wieder eines von vielen Elementen, die ich dann irgendwie parallel durchführe. Aber ich kann das jetzt nicht so ganz ausdrücklich sagen, was für Gefühle das sind, weil die Gefühle eigent-lich in einem Gesamtkontext stehen.

18. Empfandest Du dieses Thema als Tabuthema?

'Das Thema Essenreichen bei Sterbenden?'

18.1 Nein, allgemein!

Ach so, allgemein. Als Tabuthema würde ich nicht sagen, aber auf jeden Fall ist es ein stark vernachlässigtes Thema.

18.2 Waren Dir einige oder mehrere Fragen unangenehm?

(längere Pause)

18.3 Welche Frage war Dir am unangenehmsten?

Also direkt unangenehm so keine. Nur bei einigen Fragen ist mir schon irgendwie deutlich geworden, daß es gerade in dem Bereich eine starke Diskrepanz gibt zwischen dem, was man so unter bedürfnisorientierter Pflege versteht und zwischen dem, wie sie gehandhabt wird.

18.4 Das ist Dir in unserem Gespräch deutlich geworden?

Ja! Ich halte das eigentlich schon für einen recht wichtigen Bereich, gerade so Essen- und Nahrunganreichen bei Patienten. Ich allerdings

werde mit dieser pflegerischen Tätigkeit eigentlich recht gering konfrontiert, weil diese oftmals abdelegiert wird. Ich habe in unserem Gespräch gemerkt, daß ich bei vielen Fragen eigentlich gar nicht so ganz
genaue Beispiele nennen kann. Es ist mir klar geworden, daß Essenreichen doch eine Aufgabe ist, die von uns examinierten Pflegenden
recht reduziert wahrgenommen wird. Von daher war die erste Frage
irgendwie schon so'n Schlag für mich.

19. Hast Du noch irgendwelche Anregungen zu diesem Thema?
Oder möchtest Du noch irgend etwas anderes zu diesem Thema
sagen?

Ja, ich habe ja gerade schon gesagt: ich denke, daß das schon ein wichtiges Element ist. Und gerade dieser Bereich 'Essen- und Nahrunganreichen' wird oftmals vernachlässigt. Das kann ich aus der Erfahrung
auch bestätigen, daß oftmals Situationen auftauchen – oder bei der
Übergabe –, wo total undeutlich wird: hat der Patient eigentlich was
gegessen? Hat er nicht gegessen? Wie ißt er? Wie ißt er nicht? Das
Essenreichen ist ein ziemlich stark vernachlässigter Bereich wie ver-
gleichsweise auch andere Bereiche aus den ATLs wie: sich waschen
und sich kleiden.

Vielen Dank für dieses Gespräch!

Interviewleitfaden

– Essenreichen in der Pflege –

1. Wie oft kommt es pro Woche durchschnittlich vor, daß Sie Patienten das Essen reichen?
2. Nach welchen Kriterien entscheidet es sich, welcher Pflegende dem Patienten das Essen reicht?
3. Können Sie mir beschreiben, wie Sie üblicherweise bei dieser pflegerischen Tätigkeit vorgehen?
4. Welche Hilfsmittel haben Sie beim Essenreichen benutzt?
5. Kennen Sie Handgriffe, die beim Essenreichen als Hilfsmittel dienen, und verwenden Sie diese Hilfsmittel auch selber?
6. Haben die Patienten, denen Sie das Essen reichen, ihr Essen selber ausgewählt?
7. Reichen Sie Patienten gerne das Essen an?
8. Können Sie mir eine Situation schildern, wo Sie das Essen gereicht haben, die Ihnen gut in Erinnerung geblieben ist?
9. Haben Sie schon einmal Ekelgefühle während des Essenreichens empfunden?
10. Können Sie eine Situation schildern, wo Sie einem sterbenden Patienten das Essen gereicht haben? Was haben Sie dabei gefühlt und dabei gedacht?
11. Wie reagieren Sie, wenn Patienten die Nahrungsaufnahme verweigern beziehungsweise ablehnen? Welche Gefühle und Gedanken haben Sie dann?
12. Wie äußert sich bei Ihnen ein streßreicher Stationsalltag auf die pflegerische Handlung des Essenreichens?
13. Haben Sie das Essenreichen schon mal frühzeitig abgebrochen, obwohl es den Anschein hatte, daß der Patient noch mehr gegessen hätte? Können Sie diese Situation genauer schildern?
14. Haben Sie schon mal bei sich erlebt, daß Sie während des Essenreichens aggressiv wurden?
15. Haben Sie schon mal nach dem Essenreichen ein schlechtes Gewissen bekommen?
16. Delegieren Sie gerne das Essenreichen an andere Kollegen?
17. Empfanden Sie dieses Thema als Tabuthema? Welche Frage war Ihnen am unangenehmsten?
18. Haben Sie noch Anregungen zu diesem Thema, oder möchten Sie noch etwas zu diesem Thema sagen?

Interviewformular

Interviewcode:

Datum:

Dauer:

Anwesende:

Interviewer:

Interviewte(r):

Bemerkenswerte Vorkommnisse:

Beurteilung des Verhaltens während des Interviews:

INTERVIEWTE(R)

Grad des Interesses:

Verbale Fähigkeit:

Konzentrationsfähigkeit:

Gefühlszustand:

INTERVIEWER

Vorbereitungen:

Interviewatmosphäre:

Erwartungen:

Konzentrationsfähigkeit:

Zeiteinteilung:

Verbales Verhalten:

Gefühlszustand:

Beobachtungsformular

Allgemeine Daten

Datum der Beobachtung   :

Station   :

Dauer des Essenreichens   :

Mahlzeit   :

Name des Patienten   :

Alter des Patienten   :

Zustand des Patienten   :

Primärerkrankung   :

Kostform laut Kurve   :

Essen gereicht durch   :

Grund des Essenreichens

Vorbereitungen durch den Pflegenden

Durchführung durch den Pflegenden

Probleme des Patienten

Probleme des Pflegenden

Welche Menge wurde von der angebotenen Mahlzeit gegessen?

Nachbereitung durch den Pflegenden

Bemerkung

Pflegeplan

(Ausschnitt)

95101/025
(Optiplan)

Pflegeplan

PFLEGEPLAN/BERICHT

Pflegebericht

(Ausschnitt)

Dat.	Uhrz.	Pflegebericht	Hdz.

Name   Vorname

Antwortschreiben

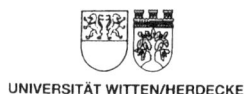

UNIVERSITÄT WITTEN/HERDECKE

Fakultät Medizin/Pflegewissenschaft
Alfred-Herrhausen-Str. 50 · 58448 Witten
Herrn
Siegfried Borker
Wörthstr. 70
D-49082 Osnabrück

Medizinische Fakultät
Pflegewissenschaft
Christel Bienstein
Alfred-Herrhausen-Str. 50
D-58448 Witten
Tel. 02302-9260

24.02.1995

Sehr geehrter Herr Borker,

ganz herzlichen Dank für Ihr Schreiben vom 03.02.1995.

Die Informationen, die Ihnen Frau Prof. Schröck gegeben hat, treffen zu. Leider muß ich Ihnen mitteilen, daß uns die Forschung damals nicht so gelungen ist. Wir waren noch sehr in der Übungsphase. Es handelte sich um die Zeit 1978/79/80. Unsere Fragebögen waren viel zu umfangreich. Das, was wir uns vorgenommen hatten, an Personen zu befragen, war ebenfalls zu groß und umfangreich gewählt und leider ist natürlich auch die Literaturliste, die wir für die damalige Studie benutzt haben, schon längst überholt. Das Endergebnis, was wir herausfinden konnten war, in kurzen Worten zusammengefaßt, daß Pflegende zum damaligen Zeitpunkt 1978/79/80 zuvor keine gezielten Kenntnisse sich einholten, ob der Patient in der Lage war, selber zu essen, ob eine Schluckstörung vorlag oder ob die Mundsituation einwandfrei war. Es wurden auch keine Daten erhoben, was dem Patienten wesentlich erschien während des Essens selbst zu tun oder auch welche Lieblingsspeisen er bevorzugte. Etwas was sehr rasch deutlich wurde, es handelte sich um freie Beobachtungen, die wir auf der Station durchführen konnten, war, daß Pflegende dazu neigten, den Ärzten den Rat anzubieten, diesem Patienten eine Sonde zu legen, da er sonst zu rasch aspirieren würde. Man muß in diesem Zusammenhang wissen, daß 1980 kaum Logopäden in den Krankenhäusern vorhanden waren. Schlucktrainings fast überhaupt nicht durchgeführt wurden und auch die Ausbildung, die wir in der Pflege genossen hatten, uns darauf nicht vorbereiteten.

Ich bedaure sehr, Ihnen hiermit nicht mehr helfen zu können und verbleibe

mit freundlichen Grüßen

Christel Bienstein

Dokumentationsblatt: Essen und Trinken

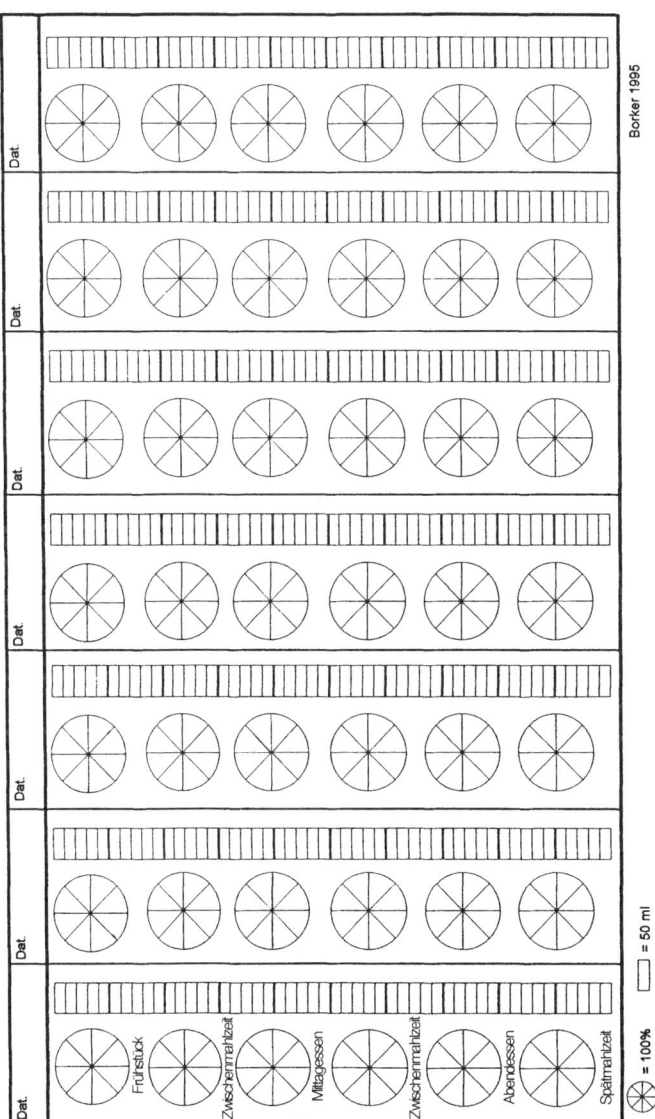

Dokumentationsblatt: Essen und Trinken

(ausgefüllt)

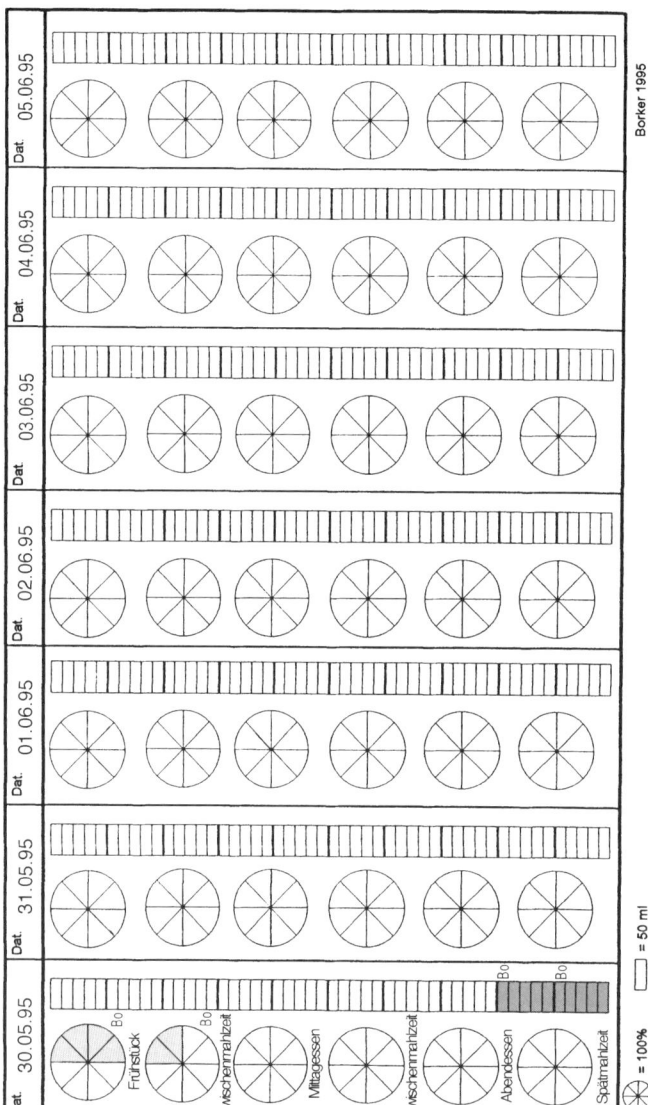

Farbhilfen

Farbhilfen zur Analyse der Literatur, Beobachtungen und Befragungen
– Essenreichen in der Pflege –

Essenreichen

Konflikte, bezogen auf Pflegende

Ekelgefühle

Gefühle, Empfindungen

Essenreichen bei Sterbenden

Verweigerung, Ablehnung der Nahrungsaufnahme

Aggressionen, bezogen auf Pflegende

Hilfsmittel bei der Nahrungsaufnahme

Sonstiges Interessantes

Mini Mental State Examination (MMSE) – Folstein et al.
Mini Mental Status

(0/1)   1.   Was ist heute für ein Wochentag?
(0/1)   2.   Was ist heute für ein Monat?
(0/1)   3.   Welche Jahreszeit haben wir jetzt?
(0/1)   4.   Welches Jahr haben wir?

(0/1)   5.   Wo sind wir jetzt?   Welche Stadt?
(0/1)   6.   Welches Krankenhaus?
(0/1)   7.   Welche Etage?

(0/1)   8.   Wie heißt der Stationsarzt?

(0/1)   9.   Wie heißt das?   Baum
(0/1)   10.   (Vorher selbst benennen)   Tisch
(0/1)   11.   Schrank

          Ziehen Sie von 100 jeweils 7 ab oder buchstabieren Sie Tisch rückwärts:
(0/1)   12.   93   H
(0/1)   13.   86   C
(0/1)   14.   79   S
(0/1)   15.   72   I
(0/1)   16.   65   T

(0/1)   17.   Schreiben Sie irgendeinen Satz

          Was waren die Dinge, die Sie vorher benannt haben?
(0/1)   18.   Baum
(0/1)   19.   Tisch
(0/1)   20.   Schrank
(0/1)   21.   Wie heißt das?   Uhr
(0/1)   22.   (nicht selbst benennen)   Nase
(0/1)   23.   Kugelschreiber

(0/1)   24.   Sprechen Sie nach: „keine und wenn oder aber"

(0/1)   25.   Lesen Sie und machen Sie es („**Augen zu!**")
(0/1)   26.   Berühren Sie mit Ihrem rechten Finger das linke Ohr
(0/1)   27.   Kopieren Sie die Zeichnung (zwei Fünfecke)

          Machen Sie bitte folgendes:
(0/1)   28.   Nehmen Sie das Blatt mit Ihrer Zeichnung in die rechte Hand, legen Sie
               es wieder zurück
(0/1)   29.   Falten Sie es in der Mitte und
(0/1)   30.   Lassen Sie es auf den Boden fallen

Gesamtpunktzahl: _____

Lit: Folstein, M.F., Folstein, S.E., McMugh, P.R. (1975): „Mini Mental State": A practical
method for grading the cognitive state of patients for the clinician. Journal of Psychiatric
Research 12: 189-198. In: Nikolaus, Th., Specht-Leible, N. (1992): Das geriatrische Assessment. MMV Verlag, München

Mini Mental State (Folstein)

max. Punkte	Parameter
	1. Orientierung
5	Welches Jahr, Jahreszeit, Monat, Wochentag, Datum von heute?
5	Wo sind wir?
	(land, Bundesland, Ort, Praxis/Klinik, Arztname
	2. Aufnahmefähigkeit
3	Nachsprechen (Drei Worte: Zitrone/Schlüssel/Ball)
	Ein Wort pro Sekunde
	3. Aufmerksamkeit und Rechnen
5	von 100 jeweils 7 subtrahieren (93/86/79/72/65)
	Jede richtige Antwort: Ein Punkt;
	nach fünf Antworten aufhören
	4. Gedächtnis
3	Frage nach den oben angesprochenen Worten
	(/ / /)
	pro Wort ein Punkt
	5. Sprache
	Benennen:
1	Was ist das? (Bleistift)
1	Was ist das? (Uhr)
1	Nachsprechen:„Wie Du mir, so ich Dir.“
	6. Ausführen eines dreiteiligen Befehls
3	„Nehmen Sie das Blatt in die rechte hand, falten Sie es in der Mitte und legen Sie es auf den Boden.“
	(Jeder Teil ein Punkt)
	7. Lesen und Ausführen
	(auf separatem Blatt vorbereiten)
1	„Schließen Sie die Augen.“ (nur für beides)
	8. Schreiben
1	Einen x-beliebigen Satz schreiben lassen.
	(nicht diktieren/muß spontan geschrieben werden)
	9. Kopieren
	(konstruktive Praxis)
1	Sich überschneidende fünfeckige Figur nachzeichnen lassen
	(Extrablatt vorlegen)
Auswertung:	25–30 Punkte: keine Demenz
	22–24 Punkte: mäßige Demenz
	0–21 Punkte: erhebliche Demenz

Lit: Heinrich, R.: Neuperlacher Pocket Guide. Geriatrisches Assessment. München 1995

Abbildungsverzeichnis

Abkürzungsverzeichnis

Abb.	Abbildung
A.T.L.	Aktivitäten des Lebens
bzw.	beziehungsweise
ca.	zirka
et al.	et alii, und andere
etc.	und so weiter
Jahrg.	Jahrgang
KDA	Kuratorium Deutsche Altershilfe
LA	Lebensaktivität
Nr.	Nummer
TvZ	Tijdschrift voor Ziekenverpleging
u.	und
u.a.	unter andere
u.ä.	und ähnliches
u.s.w.	und so weiter
Verf.	Verfasser
vgl.	vergleiche
z.B.	zum Beispiel

Sachwortverzeichnis